主编　张正堂
　　　张旭东
　　　哈斯塔娜

U0325537

临床麻醉学

LINCHUANG MAZUIXUE

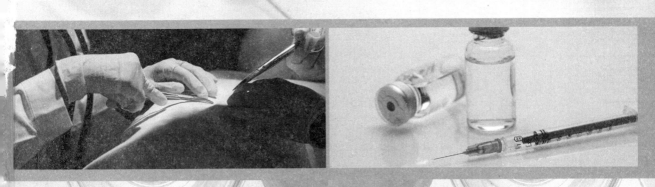

江西·南昌

江西科学技术出版社

图书在版编目（CIP）数据

临床麻醉学 / 张正堂, 张旭东, 哈斯塔娜主编. --

南昌：江西科学技术出版社, 2019.8（2023.7重印）

ISBN 978-7-5390-6894-7

Ⅰ. ①临… Ⅱ. ①张… ②张… ③哈… Ⅲ. ①麻醉学

Ⅳ. ①R614

中国版本图书馆CIP数据核字（2019）第148896号

国际互联网（Internet）地址：

http://www.jxkjcbs.com

选题序号：**KX2019047**

图书代码：**B19128-102**

临床麻醉学		张正堂　　张旭东　　哈斯塔娜　主编

出版 发行	江西科学技术出版社
社址	南昌市蓼洲街2号附1号
	邮编：330009　电话：（0791）86623491　86639342（传真）
印刷	永清县晔盛亚胶印有限公司
经销	各地新华书店
开本	787 mm×1092 mm　1/16
字数	134千字
印张	8.25
版次	2019年8月第1版　2023年7月第2次印刷
书号	ISBN 978-7-5390-6894-7
定价	42.00元

赣版权登字-03-2019-208

前　言

　　麻醉学(anesthesiology)是运用有关麻醉的基础理论、临床知识和技术以消除患者手术疼痛,保证患者安全,为手术创造良好条件的一门科学。现在,麻醉学已经成为临床医学中一个专门的独立学科,主要包括临床麻醉学、急救复苏医学、重症监测治疗学、疼痛诊疗学和其他相关医学及其机制的研究,是一门研究麻醉、镇痛、急救复苏及重症医学的综合性学科。其中,临床麻醉是现代麻醉学的主要部分。

　　本著作结合当前临床麻醉学的发展状况,主要针对妇产科麻醉和骨科麻醉等方面作了相关论述,并结合本书作者临床经验,以期能对麻醉学初学者有所帮助,使其在操作中有一定的把握,对具有一定临床麻醉经验者提供参考。

　　由于本书包罗内容较多,涉及知识较为烦琐,编写人员较多,各章节内容的格式、深度和广度可能并不一致,且谬误无可避免,敬请广大读者批评指正。

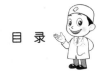

目 录

第一章 绪 论 1

第一节 麻醉学／1

第二节 麻醉学专业的任务及范围／1

第三节 麻醉的分类／5

第四节 国际麻醉安全标准／7

第二章 麻醉学发展 10

第一节 麻醉学发展简史／10

第二节 麻醉学的发展概况／15

第三章 麻醉生理学 20

第一节 疼痛的病理生理／20

第二节 休克的病理生理／29

第三节 创伤的病理生理／40

第四章 麻醉药理学 55

第一节 药效动力学／55

第二节 药物代谢动力学／65

第三节 麻醉期间药物的相互作用／69

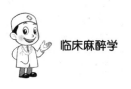
临床麻醉学

第五章　麻醉前对病情的评估　74

　　第一节　重症监测治疗 / 74

　　第二节　疼痛诊疗 / 78

第六章　胸部外科手术的麻醉　105

　　第一节　术前评估和准备 / 105

　　第二节　胸部外科手术麻醉的基本要求 / 108

　　第三节　单侧肺通气 / 109

　　第四节　常见胸部手术的麻醉处理 / 111

第七章　心脏及大血管手术的麻醉　114

　　第一节　麻醉前准备 / 114

　　第二节　非直视心脏及大血管手术麻醉 / 116

　　第三节　直视心脏及大血管手术麻醉 / 117

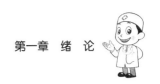

第一章 绪 论

第一节 麻醉学

一般认为,麻醉是由药物或其他方法产生的一种中枢神经和(或)周围神经系统的可逆性功能抑制,这种抑制的特点主要是感觉,特别是痛觉的丧失。

麻醉一词源于希腊文,顾名思义,麻为麻木麻痹,醉为酒醉昏迷。因此,麻醉的含义是用药物或其他方法使患者整体或局部暂时失去感觉,以达到无痛的目的进行手术治疗。麻醉学是运用有关麻醉的基础理论、临床知识和技术以消除患者手术疼痛,保证患者安全,为手术创造良好条件的一门科学。现在,麻醉学已经成为临床医学中一个专门的独立学科,主要包括临床麻醉学、急救复苏医学、重症监测治疗学、疼痛诊疗学和其他相关医学及其机制的研究,是一门研究麻醉、镇痛、急救复苏及重症医学的综合性学科。其中,临床麻醉是现代麻醉学的主要部分。

第二节 麻醉学专业的任务及范围

麻醉学专业的任务及范围比较宽阔,责任重大。麻醉科医师的工作不再限于手术前对病人病情的评估、诊断和准备,手术中病人麻醉处理和危重症病情的诊断。而且还积极参与危急病例的抢救,急慢性疼痛病治疗,重症监测治疗以及产科病人分娩和新生儿窒息的急救与复苏。此外,他们的工作已经扩展到院前急救、外科门诊的麻醉

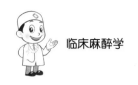
工作和麻醉门诊咨询任务。麻醉科医师还参与碎石术治疗、磁共振成像检查(MRI)、CT检查、电惊厥治疗、药物成瘾戒断治疗等以及高热病人或中暑病人的急救降温处理。麻醉科医师还参与呼吸困难和呼吸衰竭病人、休克病人的抢救。

根据上述介绍,麻醉学专业的任务及范围主要在下列几个方面。

一、临床麻醉学

临床麻醉学是麻醉学的主要内容,其任务在于消除手术疼痛,包括产科分娩和某些诊断、治疗操作引起的疼痛和不适,减少由于手术等原因引起的不良反射和应激反应,在需要的情况下使肌肉松弛,必要时控制病人呼吸或做生理调控,如降低体温、降低血压、降低颅内压,为手术提供良好的手术操作条件和保证病人的安全。为此,对麻醉、手术中人体生理功能进行监测,及时纠正异常情况,维护病人"围手术期"的安全和防治并发症。临床麻醉学的优劣将直接影响病人的安危和手术的成败。同时,它也为新手术的开展提供必要的条件。因此,临床麻醉学在临床医学发展中起着重要作用。

产科麻醉是极其重要的麻醉学内容。众所周知,麻醉处理失误可致产妇胃内容物反流误吸,导致严重后果,使产妇死亡率增加。有经验的麻醉科医师可以做到上述不幸事件的预防,而且时刻注意到对新生儿窒息的及时抢救和复苏。麻醉科医师应用硬脊膜外镇痛方法做到产妇无痛分娩,广受欢迎。这些产科麻醉学方法和技术,往往被认为是医院医疗水平和质量的一个方面。

(1)小儿麻醉学是临床麻醉学高度发展的一门麻醉学内容

小儿,尤其是新生儿、婴幼儿在解剖、生理上与成人有很大差别,麻醉处理上切不可将小儿当成是成人的缩影。新生儿的肺泡有限,肺的顺应性小,功能残气量低,氧气储备少,极易发生肺不张和低氧血症。其喉部的狭小特点又极易引起气管插管损伤和抽管后的喉水肿。小儿皮肤菲薄,皮下脂肪含量少,体表面积相对体重而言意义较大,因此体温易丧失;如果室温过低,创面大、散热多、极易引起严重后果。这些特点要求麻醉科医师认真学习小儿麻醉学知识,才能提高临床麻醉学水平。

(2)心胸外科麻醉学是临床麻醉学中的一个重要麻醉学内容

它的快速发展使心脏外科和胸外科手术安全性大大提高。某些心功能较差的病人,现在在心肌保护下也能安全地进行手术。在侧卧位下施行单侧肺通气而能平稳地作肺切除手术。近年来麻醉科医师还将经食管超声心动图检查引进手术期中用于心胸手术和危重手术病人,于手术中观察病人心脏动态变化,对异常情况及时治疗,使手

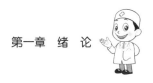

术期间病人更为安全。

（3）神经外科麻醉学是临床麻醉学中另一个有特殊内容的麻醉学

神经外科手术,特别是颅内手术,麻醉科医师对病人的一切麻醉操作和治疗措施,比如,麻醉药物的选择、麻醉诱导和气管插管、扶助呼吸和控制呼吸,特别是过度换气、输液治疗、血压的调控、体温的控制等,都影响脑血流、脑组织代谢和颅内压的变化,这必将会影响神经外科医师的手术效果。更有甚者,颅内手术病人体位对手术成败有特殊意义。只有手术医师与麻醉科医师密切协作、对病人采取特殊监测手段与措施、才能予以防范和治疗。麻醉科医师还可于围手术期间采取各种脑保护方法,以促进病人的术后康复。

（4）临床麻醉学还包括其他许多内容

如老年病人麻醉、腹部外科麻醉、创伤病人手术的麻醉、骨科手术麻醉、五官颌面外科和整形手术的麻醉、内分泌器官手术的麻醉、大血管手术的麻醉、器官移植手术的麻醉,以及门诊外科手术麻醉等。各种不同疾患病人均有其病理生理特点,又有不同的手术要求,围手术期间又会出现不同的病理生理变化,麻醉科医师必须熟悉这种情况,麻醉处理才能得心应手,减少麻醉失误的发生。

二、急救和复苏

麻醉手术进程中病人发生缺氧、窒息、血压下降、心律失常,甚至心脏停搏等严重情况并不少见。即使在设备较好的医院里这种意外也偶有发生。临床工作中病人任何意外灾害引起的对机体生命威胁和危害的事件,如交通和工伤事故引起的休克、呼吸困难、抽搐,以及心脏突然停搏后缺氧性脑损害的抢救和防治等均属急救和复苏的范畴。从事临床麻醉工作的医师在日常麻醉工作中对如何维护病人的呼吸、循环系统功能乃至周身状况有丰富的经验,他们承担任务不仅驾轻就熟,抢救设备使用方便,而且急救和复苏的效果也优良。当然,一些急救和复苏系多学科的共同协作。需要其他科室前来协助,才能使效果更好。

急救和复苏成功的关键、在于呼吸道管理,防止胃内容物反流、误吸、施行气管插管保持呼吸道通畅,避免发生喉与支气管痉挛,清除支气管内分泌物,防止肺不张,保持机体足够的供氧和排除二氧化碳。正确掌握输血、输液和电解质治疗,维护体内酸碱平衡,维护肝功能。维持血流动力学。纠正心律失常和心动过速,降低心脏的负荷,保持血压稳定,使心排出量在正常范围。维持正常体温,必要时适当降低体温,保持内环境稳定。尽早作脑保护,尽快进行脑复苏,降低脑代谢,防止脑缺氧和及脑水肿,必

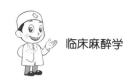

要时进行高压氧舱治疗,防止中枢神经系统的损害。

三、重症监测治疗

重症监测治疗病室(ICU)是从麻醉后恢复室发展起来的一种特殊治疗单位。它是集中必要的呼吸、循环系统和体内内稳态等的监测、治疗仪器,对某些大手术后和严重外伤或于麻醉、手术中发生意外情况的病人进行加强监测和护理治疗,使其获得积极治疗效果。20 世纪 60 年代以来这种治疗方式挽救了很多重危病人,其对医院医疗质量的提高起着积极作用。从事麻醉工作的医师,由于其工作特点在于分秒不停地严密观察病情,广泛采用各种监测手段获得病人适时的生理、病理参数,并及时、准确地对病情作出判断和治疗,使病情尚未进入严重情况时即已得到纠正,发挥了重症监测治疗的效果。因此,这一任务由麻醉医师来承担显然是比较合适的。

监测治疗涉及的病人多半是由体内一个或多个器官系统功能受损而危及生命。与正常人比较,这些病人的器官功能储备较低,极易发生多系统器官功能衰竭。而且,一个器官功能受损,很容易引起另一器官发病,例如,心力衰竭极易引起肾功能不全,而肾衰竭常伴有代谢性酸中毒、血小板功能障碍和低钙血症。器官功能衰竭治疗又会导致器官之间的相互影响。例如,呼吸衰竭病人进行机械通气治疗时,会使心排出量下降,从而导致肾功能、中枢神经系统功能和胃肠道功能不全。在针对病人各种不同情况予以多方面用药时,用药越多,则愈易发生药物的不良相互作用,药物反应的副作用和毒性更趋严重,导致死亡率上升。

由于 ICU 病人极易发生上述并发症的危险,是故在 ICU 内工作的医师,必须保持较高的警觉性,注意病人出现的器官系统功能衰竭的早期症状,留心治疗时出现并发症的开始征象,分析观察药物相互作用的可能现象。这些要求使在第一线的医师们密切掌握病人的各种表现,症状的变化,体检的某些差异,化验结果和各种监测参数的变化,综合分析,从而做出恰当的判断,及早治疗,防止病人出现新的波折,使病情向好的方向发展。

四、疼痛治疗及其机制的研究

疼痛是一种复杂的生理、心理反应,也可以是一种病理反应,它是伤害性刺激通过神经递质传向机体神经系统各级组织的一种警告,也是促使病人就医的常见原因。中国古代也曾用针刺镇痛治病。用麻醉学方法对疼痛进行治疗,国外早有报道,如神经阻滞和注射疗法。近年来,国内许多医院麻醉科将现代麻醉学方法与针刺镇痛结合起来对疼痛治疗取得较好效果。许多医院业已建立疼痛治疗门诊(Pain Clinic),甚至住院疼痛治疗病室。麻醉科医师在疼痛治疗中发挥技术专长的积极作用,已受到越来越多的重视。疼痛机制的研究仍然是医学中一个难题。通过对疼痛的治疗,或可对疼痛机制研究提供一些有价值的解释。

疼痛的表现多种多样,如急、慢性疼痛,幻肢痛,神经痛,癌性痛等。它也反映许多疾病引起来的变化。因此,疼痛门诊或治疗病室是一个多学科合作治疗的科室。在面对病人时,除详细询问病史外,还要通过现代临床医学检查方法,如常规的系统体格检查,必要的影像诊断。心理学和行为学的评价。或加用鉴别诊断性神经阻滞以求得符合实际的诊断,必要时还可应用诱发电位和肌电图检查获得科学的结论,排除某些疾病或肿瘤引起的疼痛。至于治疗方法可以根据病人的不同情况,应用药物、针灸、神经封闭或阻滞以及康复医学等手段进行治疗。

近二十年来对小儿疼痛的诊断、治疗问题有较大进展。大多数小儿对自己疼痛的起始与发展常不能作准确的描述,因此,小儿疼痛应与成人区别对待。引起小儿疼痛除肿瘤外,还可以由于组织感染、坏死或阻塞引起疼痛。例如,后腹膜肿瘤本身不一定引起疼痛,如果肿瘤的压迫引起输尿管堵塞,其导致的疼痛可类似急性阑尾炎。如果病灶波及神经系统可致肢体或某一部位软弱、麻木或感觉异常。这些情况只能应用上述科学方法才能获得比较正确的诊断。

1984 年,WHO 对癌性疼痛提出三阶梯口服物治疗方案,成为世界公认方法。正确应用,可以达到80% ~90% 的止痛效果。

总之,疼痛是多种原因引起的复杂病情,需要多学科协作弄清性质,确定诊断,根据病情,采取适合的治疗方法,才能取得效果。不可因诊断不清应用一些止痛药或不恰当的治疗手段而贻误病情。

五、其他任务

有些医疗中心和教学医院还把休克治疗、体液电解质失衡治疗、呼吸衰竭治疗、输血治疗、高压氧舱治疗、吸毒后的戒断治疗,甚至肾透析治疗等归在麻醉学的任务。

为了提高上述几个任务的效果,均有必要结合麻醉学基础理论,围绕生理学、药理学、病理生理学、生物物理学及医学生物工程学等进行科学研究。

第三节　麻醉的分类

麻醉的分类可分为麻醉方法的分类和根据不同手术病人病理生理特点麻醉亚学

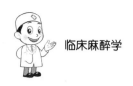

科的分类。尽管麻醉方法不同和病理生理各异,但麻醉处理原则,如麻醉前病情的衡量、麻醉前准备、围麻醉期间的监测,特别是呼吸和循环系统的监测与处理以及苏醒期的管理等并无差异。

一、麻醉方法分类

将麻醉药通过吸入、静脉或肌肉注射或直肠灌注进入体内,使中枢神经系统抑制者称全身麻醉;将麻醉药通过注射使脊神经、神经丛或神经干以及更细的周围神经末梢阻滞者称局部麻醉。局部麻醉中将局麻药注入椎管内使蛛网膜下神经阻滞或注入硬膜外隙形成不同的阻滞方式。根据麻醉药作用神经系统的不同部位,可分类如下(表1-1)。

表1-1　麻醉方法分类及麻醉药作用部位

麻醉方法分类	麻醉药作用方式	作用的神经部位
全身麻醉	吸入 静脉注射或静脉滴注 肌肉注射 直肠灌注	中枢神经系统
局部麻醉	-	-
蛛网膜下隙阻滞	局麻药注入椎管内	蛛网膜下脊神经
硬脊膜外隙阻滞	局麻药注入椎管内	硬脊膜外脊神经
传导阻滞	局麻药注入	神经丛
神经节阻滞	局麻药注入	神经节
区域阻滞	局麻药注入	神经干
局部浸润麻醉	局麻药浸润注射	神经末梢
表面麻醉	局麻药涂敷	皮肤、黏膜

临床麻醉中常将不同麻醉方法复合应用,以取两者之优点,减少其缺点,使麻醉易于控制,麻醉效果更为完善,而副作用减少。例如,吸入麻醉与静脉麻醉的复合应用,吸入麻醉与硬脊膜外阻滞的复合应用,以及蛛网膜下阻滞与硬脊膜外阻滞的联合应用(CSE)等。

二、麻醉亚学科分类

麻醉亚学科分类实际上是麻醉学各论。它是基于各手术专科病人的病理生理病变及麻醉特殊性而分类的。国内外许多大的医疗中心和教学医院或专科医院业已做

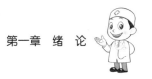

出这种分类法,有利于提高麻醉质量及效率。例如,心脏手术麻醉、大血管手术麻醉、肺手术麻醉、颅脑外科麻醉、器官移植手术麻醉、内分泌外科麻醉、产科和早产儿与新生儿麻醉、小儿麻醉、老年人麻醉、腹部外科麻醉、骨科手术麻醉、显微外科麻醉、口腔外科麻醉及创伤外科麻醉等。

第四节　国际麻醉安全标准

临床麻醉是临床医学中最具风险的医疗工作。近半个世纪来,现代麻醉学在病理生理学、麻醉药物和药理学、围手术期间病人的生理参数监测和管理,以及仪器设备方面的快速发展和麻醉医师的严格训练,都是为提高麻醉安全而努力,而且也取得了良好的效果,麻醉意外事件和麻醉死亡率已明显降低。然而,截至今日,麻醉还不能说完全安全。麻醉并发症可轻至病人的暂时性损害,如气管插管后的喉痛,重至引起灾难性后果,如呼吸道堵塞、低氧血症、心脏停搏导致死亡或持久性的脑缺氧性损害。根据统计。20 世纪 50 年代国际麻醉死亡率为 3/10000;五十年后(20 世纪末至 21 世纪初)国际麻醉死亡率从 1/10000 至 1/200000。其间有如此巨大差别,是与手术病人年龄和病情的危重程度,手术创伤的大小。麻醉、手术前病人是否准备完善。麻醉科医师素质和是否过于劳累以及科室设备和管理制度等因素有关。例如,随着居民的老年化,手术病人中 1/3 ~ 1/4 病人的年龄大于 65 岁,这些老年人均有一个、两个或以上的心血管风险因素,而且其中约有 10% 病人有心肌缺血性病变,另外。还有些病人具有老年性慢性支气管炎、支气管哮喘或肺气肿病变,这些具有 COPD 病人其围手术期麻醉意外或麻醉死亡率明显增高。以下仅就麻醉科医师的培养和训练、麻醉设备各问题以及麻醉期管理与监测作进一步探讨。

一、麻醉科医师的培养和训练

现代麻醉学专业范围宽阔,如前所述,包括临床麻醉学、急救和复苏、重症监测治疗和疼痛治疗等。涉及的知识面广。不但基础医学要求掌握扎实,而且要熟悉掌握许多临床医学的各科内容,可以说是学习、工作任务繁重,责任重大。麻醉科医师既是麻醉学专家,又是手术病人的安全维护者。麻醉处理和治疗措施直接影响病人围手术期的安全和治疗效果,也影响手术后的康复。为此,要求从事该专业工作的医师应具备下列四个方面的基本条件:①高尚的道德标准和人道主义精神;②丰富的智能和学无

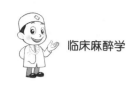
止境的态度;③高度警觉性且善于分析;④有与外科医师和其他医务人员相互尊敬和密切合作的愿望。

关于麻醉科医师的培养和训练。世界各国都很重视。中华医学会麻醉学会早在十多年前业已提出方案,但各地尚未严格执行。发达国家中美国起步较早,于20世纪40到20世纪60年代在许多大学教学医院启动了住院医师培训计划。计划严格,培养出的麻醉专业医师质量较高,值得我国学习参考。其培养目标是:一般医师经过培训后成为在麻醉学专业上符合专业要求能独立工作且具有高度同情心照顾病人的医师,也是训练有素的科学研究人员和医学教育专家。其培养方法采取连续委托方式,即符合美国执业医师要求者可以申请至有资格执行该项培训计划的大学医院进行为期四年的培训。培训期间在该医院领取工资及享受民疗保健,相当于医院的工作人员。每周、每月检查和测验,每年要进行考查和考试。不符合条件继续培养者,随时取消资格。四年毕业后成为麻醉学专业医师。发给资格证书。凭此证书可以向全美国医院中请麻醉学专业工作,其四年培训安排如下。第一年称为 PGY·1(First Postgraduate Year,大学毕业后第一年),进行临床医学基础培训。在 PGY·1 时间主要去内科和儿科学习,也有医院安排最后两个月回麻醉科开始进行麻醉学基础培训。在内科重点安排在心内科、呼吸内科及其 ICU 和肾病科;在小儿科则重点在 NICU。此外,还可安排在急症科病室两个月。自第二年起至第四年满止为临床麻醉(Clinical Anesthesia)的培训时期,称 CA-1,CA-2 和 CA-3。在 CA-1 期间主要进行临床麻醉学的一些基础训练,而在 CA-2 期间则着重于麻醉学亚学科的掌握,在进行 CA-3 后重点在临床麻醉学的进一步掌握和提高。还有少数住院医师在结束四年培训后继续申请作为研究员进行 CA-4,甚至 CA-5 的培训,希望在麻醉亚学科如重症监护医学、疼痛治疗、儿科麻醉、产科麻醉、神经外科麻醉、器官移植麻醉,以及心胸外科麻醉等进一步提高。

二、麻醉设备和监测的要求及临床麻醉的管理问题

麻醉设备和监测的要求是依据保证病人围手术期间的麻醉安全而制定的。病人从麻醉诱导至手术结束、麻醉终止和最后苏醒及其以后恢复时期各阶段中,均可能出现各种生理、病理生理情况的变化,如病人的氧合状况变化、通气状况变化、循环状况波动、体温的升降、麻醉深度的改变、应用肌松药后的肌张力恢复状况,以及围手术期间病人的体液电解质、酸碱平衡和血糖变化等,都需要进行监测,提供给麻醉科医师处理病人时的参考。本节不拟全面介绍麻醉设备和监测要求的名称,但是可举出几个方

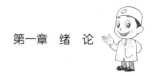

面的要求情况以窥测全貌。例如，病人围手术期间的氧合状况，一方面，可以通过安装在麻醉机呼吸环路中的氧气分析仪，连续于仪表上看到氧气浓度显示的数字；另一方面，可以通过脉搏氧饱和度仪的监测，了解记录位置处的动脉搏动情况和动脉血血红蛋白氧饱和度的高低。病人的循环状况，除检查脉搏和观察尿量外，可用听诊器（或食管听诊器）监听心脏搏动变化，应用间接或直接方法检测动脉血压，应用 ECG 连续扫描监测心电活动、心律变化和 ST 段变化。中、大型手术应用中心静脉压测定观察右心负荷和循环血量变化。有条件的医院应用监测心排出量的仪器设备以及经食管超声心动图的监测。

临床麻醉的管理牵涉面较广。首先要认识麻醉安全对各科手术安全的重要性，临床麻醉学专业工作质量好坏在医院中举足轻重。为了搞好麻醉管理工作，科主任（学术带头人）的遴选非常重要，是麻醉学科能否很快发展的关键。为了提高麻醉科工作效率，让麻醉科医师有时间研究病情，更好地进行围手术期间的监测治疗，使麻醉科医师真正成为围手术医学医师。麻醉科必须有足够的编制，必须配备精干的秘书、护士、技术人员和工人，承担围手术期间病人的护理、精密仪器的操作、管理和维修以及检验等工作。临床麻醉工作的运转能否井然有序，除以上各项外还应科学管理，严格执行操作规程和各项规章制度，科内定期有学术会议与讨论。中大型医院应建立麻醉亚学科领域，深入研究，提高麻醉学水平。

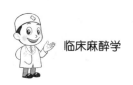

第二章 麻醉学发展

第一节 麻醉学发展简史

一、古代临床麻醉的发展

早在公元 2 世纪,华佗就发明了麻沸散以实施全身麻醉进行腹腔手术。公元 652 年和 1578 年,孙思邈和李时珍分别在《备急千金药方》和《本草纲目》中介绍了曼陀罗花的麻醉作用。1743 年赵学敏在其著作《串编》中介绍了由草乌、川乌、天南星等组成的麻醉药。国外使用罂粟、古柯叶、毒参茄根、蕈蓉以及压迫神经干(神经缺血)、冷敷、放血等方法施行麻醉;19 世纪中叶以前解决手术疼痛的办法包括:冷冻、转移注意力、放血和休克、棒击、酒精中毒、按压外周神经和血管、中药和针灸等。

《列子·汤问篇》记载,公元前 5 世纪,扁鹊用"毒汤"给病人饮服后,施行"剖胸探心"手术,术后再"投以神药,既悟如初"。前者无疑是麻醉药,后者则近似催醒剂。公元 2 世纪华佗发明麻沸散,用酒饮服后能使病人"醉无所觉",然后施行腹腔手术:"抽割积聚""除去疾秽"。可惜古人所发明的麻醉剂后来都失传了。据载:古埃及人也曾经用大麻给病人麻醉后做手术。罗马时代医生狄奥里考理德的手稿中曾记载用殴伤牛草酒治疗失眠和剧痛,并用它在切割或烧灼时作为麻醉药,可惜后来也被人遗忘了。因为麻醉技术的中断,所以在后来漫长的岁月里,外科手术几被人视为酷刑,令人惊恐而不堪承受。

据中世纪史籍记载,那时的手术病人要由几个身强力壮者使劲按在手术台上,手术时病人会发出撕裂人心的呼号,令旁观者不寒而栗。当时的外科医生也被视为低卑的职业,由理发师或浴室擦背人兼理。为了减轻病人的痛苦,医生或用酒灌醉病人;或用棒猛击病人头部使其丧失神志;或用手按压颈动脉使脑一时缺血失去知觉;或采用放血方法使病人极度虚弱而减轻痛苦。为了减轻病人痛苦,医生不得不采取"闪电式"的手术方法。例如,尿结石手术,要求熟练的医生在 1 分钟内解决。俄国外科医师皮罗果夫曾在 3 分钟内锯断大腿,半分钟就切去乳房。但这种"庖丁宰牛"的手法,很难使手术做得准确和精细,如果病人再经受出血、感染等难关,术后存活下来的也就屈指可数了。例如,拿破仑的部队里有一名军医,做了 1 000 例手术,只救活了 3个人。

二、现代麻醉学的开始和发展

1844 年 12 月 10 日,牙医霍勒斯·威尔士偶尔发现笑气(N_2O)可使疼痛暂时缺失,在约翰·里格斯的帮助下,威尔士吸入笑气拔掉了自己的龋齿。1845 年 1 月,威尔士在麻省总院进行了吸入笑气拔牙的演示,但最后以失败告终。莫顿的专业是制作和安装假牙,需要拔除病人的残留牙根,杰克逊使用乙醚填充痛觉敏感的龋洞,获得满意的止痛效果。1846 年夏,莫顿在动物、自身和健康志愿者身上反复试验,确信吸入乙醚的效果;并于 1846 年 10 月 16 日在麻省医院成功地使用乙醚为一患者切除了一个肿瘤,标志着现代麻醉的开始。1847 年詹姆斯 Y 博士,辛普森将乙醚用于产妇,并开始试用氯仿。虽然 1772 年氧化亚氮(笑气)合成,但直到 1868 年,芝加哥外科医师埃德蒙博士,安德鲁才发表了 $N_2O + O_2(20\%)$的麻醉方法。

三、局部麻醉技术发展的几个标志

1884 年,卡尔·科勒用可卡因(Cocaine)进行眼科局麻,用作神经阻滞。

1885 年,科宁介绍硬膜外麻醉。

1898 年,奥格斯特·贝尔介绍腰麻,用于截肢手术。

1901 年,费南德和吉恩介绍骶管阻滞。

1905 年,阿尔佛雷德合成普鲁卡因(Procaine)。

1943 年,合成利多卡因。

1963 年,合成丁哌卡因。

20 世纪 90 年代合成罗呢卡因,1995 年用于临床。

麻醉技术的发展,为外科手术的开展提供了有力的保证;同时外科手术的开展也不断给麻醉学科带来新的挑战。

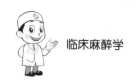

化学的发展为麻醉药的发现提供了条件。1772年,普利斯特利发现了氧化亚氮气体。随后戴维发现吸入氧化亚氮能缓解疼痛。由于吸入氧化亚氮能使人神魂颠倒而狂笑不已,人们又把它称为"笑气"。当时在大学宿舍里或在绅士淑女们的集会上,常常以吸入笑气来寻欢作乐,却把戴维的提示弃之脑后。1824年,希克曼给动物吸入笑气进行截肢手术,获得了成功。当他要求进行人体试验时,却遭到世人的拒绝,连戴维也对他不感兴趣。

早在1540年,化学家科达斯就合成了乙醚。瑞士化学家、医生帕拉塞尔萨斯在他的一篇论文中写道:"它有一种适意的气味,年轻的姑娘都乐意使用它,沉睡了很长一段时间后。醒来却安全无恙。"他认为"可以推荐它用在疼痛性的疾病。"法拉第在1818年的一篇有关乙醚的论文中指出,乙醚被吸入体内能产生氧化亚氮相似的效应。1823年,英国外科医师本杰明·布罗迪用豚鼠做实验,也发现了乙醚的麻醉作用及其可逆反应。但保守分子反对应用这种方法。

19世纪初,科学界已经初步揭示了氧化亚氮和乙醚的麻醉效果。1844年12月12日,美国的寇尔顿教授在康涅狄格州的哈特福德作了关于"笑气"的报告,并给一名叫库利的药店店员吸入笑气,当库利出现眩晕兴奋时从台上跳下来,并与一个壮汉进行格斗,库利的腿撞到椅子上而受伤流血,但他却一点不觉得痛苦。此事引起听众席中的一位名叫韦尔斯的牙科医生注意,认为吸入笑气可使拔牙无痛。次日,他要求寇尔顿提供笑气,给他的一名学生牙医里格斯拔除了一颗坏臼齿,效果十分满意,后来他给10多个病人吸入笑气施行外科手术,证明笑气确有麻醉作用,这是在美国进行的最早的麻醉手术。

次年1月,韦尔斯经莫顿介绍,应邀在沃伦的哈佛大学医学院的教室内作笑气麻醉拔牙表演,他因给的剂量太少。麻醉深度不够而失败,当场被听众哄出教室。虽然后来韦尔斯做了多次无痛拔牙,但他的成功一直未被公众认可。

与此同时,美国杰斐乡镇医师朗格于1842年3月30日用乙醚成功地为一颈背部生两个瘤子的患者进行切除手术。后来他在6月6日、7月3日以及随后的年月中应用乙醚做了8例小手术,均获成功。由于朗格地处乡村僻地,他的成功并未引起世人的注意。他的论文迟至1849年才在《南方医学和外科杂志》10月号刊出。

再说莫顿,当时他还是哈佛大学的医学生,他目睹了韦尔斯的失败。但从老师杰克森教授处知道乙醚也有麻醉作用,阅读了有关乙醚的全部资料,并用猫、狗、鸡、鼠做实验,证明效果确实很好。随后他勇敢地在自己身上做试验,发现吸入乙醚后失去知觉达8分钟。他立即意识到可用乙醚作比拔牙更长时间的手术。1846年9月30日,他用乙醚给佛洛斯特麻醉并毫无痛苦地拔去了一颗有病的臼齿。随后他在沃伦的支持下,于1846年10月16日在过去韦尔斯丢丑的课堂里,用乙醚给一个名叫亚伯特的患者进行手术,由沃伦执刀为病人割除了颈部左侧的肿块,手术历时8分钟,病人毫无痛苦反应。在场的著名外科医师比奇洛当众宣称:"我今日所见的事情,将会风行全球。"这次表演,成功地消除了人们对麻醉的怀疑。随后,波士顿内外科杂志报道了这个消息,立即传播到世界各地。次年,美国的传教医师伯驾用中国人做试验,应用乙醚作外科手术。莫顿表演后两个月,英国伦敦大学的李斯敦于1846年12月21日为一个36岁、名叫丘吉尔的患者进行截肢术。当时有一个年轻学者李斯特观看了这场表演,他知道丘吉尔原为骨折,他之所以截肢是创口感染的受害者。20年后,李斯特发明了消毒防腐法,从此结束了外科手术中的悲剧,使外科又大大地推进了一大步。

当乙醚麻醉成功后,世人逐渐忘记了氧化亚氮,但寇尔顿却仍在进行旅行表演笑气的吸入,并以韦尔斯的失败告诫牙医史密斯勿再重蹈覆辙。不料史密斯自1863年来反而积极探索和尝试氧化亚氮麻醉拔牙,结果在众多的病例中都获得成功,使氧化亚氮重新得到公认并获得推广使用。1868年外科医师安德鲁斯在氧化亚氮中加入20%的氧气供病人吸入,从而使氧化亚氮的安全性显著提高。

英国苏格兰伊甸巴拉大学的妇产科医师辛普逊闻知乙醚麻醉消息后,在1847年1月19日试用乙醚于产妇,认为效果不尽理想。1847年圣诞节前夕,他偶然接触到氯仿(即三氯甲烷),发现氯仿比乙醚的气味更好闻,而且用量少,麻醉时间长,试用氯仿于产妇分娩获得满意效果。于是向伊甸巴拉的内外科学会报告了他的成功事例。当时苏格兰教会竭力反对无痛分娩,因为《圣经·创世纪》第三章中这样写道,上帝曾对夏娃说:"汝生产儿女,必多受苦楚",认为女人分娩时有痛苦,是上帝的旨意,因此无痛分娩是违背圣经教义的。产妇能否应用无痛分娩,后来争论了好多年,直到1853年维多利亚女王分娩,由斯诺医师用氯仿使其生下第8个孩子,无痛分娩获得皇室的首肯后,宗教界反对的气焰才大大低落了。

麻醉术的发现为人类带来了福音,但是在医学界为发明权却掀起了一场"乙醚战争"。莫顿当年公开表演麻醉术,所用的药物是保密的,后来各医院表示:如他不公开药物进行鉴定,医院将拒绝应用他的麻醉术,莫顿这才公开了他的秘密。他给这种麻醉剂取名为"忘川",意谓冥府有忘川之水,人饮其水会忘记一切。莫顿申请专利权,于1846年11月12日获得专利许可。此时他一面派经纪人去各地索取使用费,同时又向国会申请发明成果奖。1852年美国32届国会第一次会议决定,颁发一笔10万美元的奖金给"无痛外科的发明者"。正是这张10万美元的支票,导致了一场争名夺

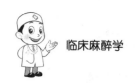

利的混战。首先是莫顿与杰克森之间发生了一场纠纷,杰克森声言:早在莫顿进行麻醉研究的五六年前,他就发现了乙醚的麻醉作用,而且是在他启发和建议下,莫顿才应用这一药剂进行试验表演。杰克森还抢在莫顿前向巴黎医学科学院送去一份报告。这样,莫顿不得不认可杰克森是他专利的共享者。当时。韦尔斯也提出应用笑气的发明权,虽然他在那次公开试验时遭到了失败,但韦尔斯声称是他将氧化亚氮的麻醉特性告诉了莫顿,而在此以前,莫顿并未想到将乙醚用于麻醉。因此,韦尔斯认为他也应享有发明者的荣誉。此外,还有其他争名夺利之徒也纷纷上阵争夺这项发明权。朗格家乡的佐治亚州医学协会访问并审查了朗格的资料,断定朗格确实在 1842 年已将乙醚用于外科手术。由于各方争执不下,加上调查的困难,议会审议持续了许多年仍未得出结论,这样,10 万美元奖金只能束之高阁。不过人们后来认为:朗格应是真正的"乙醚麻醉的发明者";莫顿则被称为"吸入麻醉的创业人和倡导者"。

在此之后,医学家又纷纷寻找新的麻醉剂。1874 年,奥尔应用静脉注射水合氯醛进行麻醉。这种麻醉方法虽然效果不佳,但毕竟是静脉全身麻醉的开端。1884 年,法国眼科医师科勒将可卡因滴入病人眼内,获得角膜和结膜完善的局部麻醉,从此揭开了局部麻醉的新篇章。次年,美国外科学家霍尔斯特德提出将可卡因注射于神经干部位的神经阻滞概念。1892 年,德国医师施莱斯于皮下注入可卡因,这是局部浸润麻醉的开端。但可卡因毒性很强,局部注射很不安全。直到 1905 年艾因博恩合成了普鲁卡因,才使神经阻滞麻醉与局部浸润麻醉更为安全,从而展现了它的实用价值。1898年。德国外科医师比尔对蛛网膜下腔阻滞进行了动物实验和自身试验并取得成功,从而使蛛网膜下腔阻滞广泛应用于临床。

在药物麻醉方面,我国医务工作者发掘祖国医学遗产,使被埋没了 1700 年的华佗中药麻醉重放光彩。徐州医学院于 1970 年 7 月 8 日应用中药洋金花(又名凤茄花)为主要的中西医结合的复合麻醉,通过注射、口服或灌肠,5 分钟内就可使病人进入麻醉状态,效果可以维持 5~6 小时。手术完毕后,注射中药催醒剂——毒扁豆碱(又称依色林),病人在 5~10 分钟后即可清醒过来。中药麻醉具有方法简便、副作用小、镇痛时间较长等特点,还可以改善病人的微循环,发挥抗休克作用;其缺点是深度不够,需要进一步研究加以完善。

针刺是我国古老的治病止痛方法,既然针刺能止痛,能否作为外科手术的麻醉方法呢。1958 年 8 月 30 日上海第一人民医院率先用针刺麻醉成功地施行了扁桃体摘除术,随后不少单位又成功地运用针刺麻醉拔牙、进行甲状腺手术及疝修补术等。1959 年还把它运用到颈部、胸壁、四肢、腹腔、胸腔、脑瘤切除及体外循环心脏直视手术等许多大小手术上。针刺麻醉完全革新了麻醉史上的观念,它不用药物而用一根小小银针来止痛麻醉,这是麻醉史中的创举。但是,针刺麻醉由于镇痛不全、肌肉紧张、内脏牵拉反应等缺点,在一定程度上限制了它的广泛应用。有关针刺止痛、麻醉的机制还有待进一步研究。

第二节　麻醉学的发展概况

20世纪50年代,麻醉学科呈现麻醉药物有限(乙醚、硫喷妥钠)、麻醉设备简陋(无监护设备)、麻醉人才奇缺(多由护士、技术员担当麻醉者)等特点,导致麻醉学科发展落后,往往出现"手术开始麻不住,术后醒不来"的尴尬局面。从20世纪70年代开始,麻醉学呈现快速的发展。

一、临床麻醉学进展

(一)麻醉方法的完善

由硬膜外麻醉到膜内联合麻醉,由全身麻醉到TCI把控,神经刺激仪、B超引导神经阻滞技术的应用。仪器及监测手段的改进:各种监测技术的应用;药物的更新:麻醉药物、血管活性药物和液体等;科学化的气道管理:气管插管、喉罩和困难气道处理技术等。这些条件使得临床麻醉由经验管理向科学管理转化,麻醉的可控性大大提高。

(二)通气方式的改善

传统的通气方式包括面罩通气和气管内插管,前者缺陷在于需两只手完成,密闭困难,气体易进入胃内,有反流误吸的风险;后者缺陷在于需熟练的插管技术,可能会损伤咽喉以及气管、支气管软组织。喉罩的应用避免了以上不足,其操作简便易学,在气管插管困难的病人中有可能替代气管插管维持通气,还可以经喉罩行纤支镜检查气管、声带及喉部病变。

(三)新型药物的推广应用

1. 全麻药物

异丙酚是一种新型的快效、短效静脉麻醉药物,苏醒迅速而完全,持续输注后无蓄积,为其他静脉麻醉药物所无法比拟。目前普遍用于麻醉诱导、麻醉维持,也常用于麻醉中、手术后与ICU病房的镇静。异丙酚具有镇痛、脑保护和缺血再灌注损伤后的保护等作用。

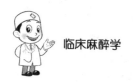

七氟醚是一种新型的卤族吸入麻醉药,具有诱导快、苏醒快、麻醉深度易调节、对循环抑制轻、呼吸道刺激小、有一定的肌松作用等优点。目前已较广泛应用于临床麻醉,麻醉诱导易为患者所接受,麻醉维持具有良好的可控性,在心脏外科、小儿外科及门诊手术中更具有显著优势。

2.镇痛药物

瑞芬太尼是一种新型的超短时效麻醉性镇痛药,其半衰期极短、持续静滴不产生蓄积作用,不良反应小,不经过肝肾代谢,为一较理想的高效、速效、短效的麻醉性镇痛药。如今瑞芬太尼已广泛应用于临床,如与其他的静脉或吸入麻醉药合用于门诊手术、腔镜手术、多种外科手术、体外循环心内直视手术、神经外科手术及产科手术和无痛分娩;因不经过肝肾代谢,亦可应用于肝肾功能不全患者及肝肾移植患者等。瑞芬太尼还显示了其在麻醉性镇痛方面的广阔的应用前景。

舒芬太尼为芬太尼的衍生物,为强阿片受体激动剂,对波阿片受体的亲和力比芬太尼强 7～10 倍,其与芬太尼的效应比为 5:1～10:1,具有良好的血流动力学稳定性。舒芬太尼是镇痛作用最强的阿片类药物,对心血管功能影响小,应用范围广泛。可用于术前、术中、门诊手术、重症监护室患者的镇静、镇痛;或者用于临床静脉全麻的诱导和维持,可作为清醒气管插管前用药;用于腰麻、神经阻滞麻醉和硬膜外麻醉;也可用于术后患者静脉及硬膜外镇痛、分娩镇痛、晚期癌症患者镇痛。给药途径多样,可经静脉、椎管内、鼻腔、眼结膜等给药。临床合理应用安全、可靠。

氟比洛芬脂又名凯纷,是一种以脂微球为药物载体的非幽体镇痛药。通过静脉途径给药之后,它会进入体内靶向聚集在手术切口及炎症部位,随后被前列腺素(PG)合成细胞,如中性粒细胞、巨噬细胞摄取,抑制 PG 的生物合成;还可以抑制手术导致的炎症,并使外周到中枢的刺激传导减少,抑制中枢敏感化,达到超前镇痛的目的。

3.肌肉松弛药物

顺式阿曲库按是阿曲库按顺式旋光异构体,能与运动终板的胆碱能受体竞争性结合,具有与阿曲库铵相似的肌松效应和代谢方式,但其肌松作用强度约为阿曲库铵的 3 倍,且不释放组胺,心血管反应小,在国外已逐渐代替阿曲库铵,成为麻醉用肌松药的主流,已安全用于临床,包括老年患者、小儿和肝肾功能受损、严重心血管疾病以及 ICU 患者。

(四)神经刺激仪和超声引导的外周神经阻滞技术

目前麻醉医师实施区域麻醉或神经阻滞镇痛治疗时,仍主要采用寻找异感、神经刺激仪辅助及动脉贯穿技术来寻找神经。但是,神经刺激仪和超声技术正在使神经阻滞方式发生着根本变革。超声介入治疗具有操作简单易行,创伤小,准确性高的特点。借助于超声技术实施区域麻醉时,麻醉医师通过成像技术可直接观察到神经结构,并在其实时引导下,将针置入神经靶点进行阻滞。更有意义的是,通过超声显像,可以观察到局麻药的注射过程,从而可保证局麻药被准确地注入神经周围位点。超声引导的外周神经阻滞技术的发明与应用使外周神经阻滞麻醉跳出"没有异感,就没有麻醉"的传统观念,使外周神经阻滞麻醉技术趋于安全、完善。

（五）全凭静脉麻醉(TIVA)

TIVA 是指完全采用静脉麻醉药及其辅助药来对病人实施麻醉的方法。近年来,随着作用效能强、不良反应小的新型静脉全麻药、麻醉性镇痛药、中短效肌松药把控输注(TCI)系统在临床的应用,足以获得满意的麻醉效果,满足临床各科手术的需要。目前广泛应用的 TIVA 药物包括丙泊酚、瑞芬太尼和肌松药。

TCI 是一种输注系统,以药代动力学和药效动力学为基础,容许麻醉医生按不同需要选择所要求的靶血药浓度,通过调整靶浓度来控制麻醉的深浅,以满足临床麻醉的一种静脉给药输注系统。TCI 的优势表现为麻醉诱导更加平稳,麻醉深度易于调节,麻醉维持过程平稳,预测病人清醒时间。

TIVA 的优点集中表现为:诱导平稳、迅速,病人舒适,无诱导期兴奋和躁动,术中镇静深度易于调控,苏醒期可预测,苏醒平稳,苏醒期恶心、呕吐率低,对手术室环境无污染等。

目前认为静吸复合麻醉是麻醉的主流,主要操作方法为丙泊酚—吸入—丙泊酚的"三明治"麻醉法。TIVA 终将成为国际麻醉方法的主流。

（六）闭环控制麻醉(CLAN)

随着电脑技术的普及,CLAN 已距离现实不远。20 世纪 60 年代,反馈指标仅限于血压、心率,因此效果不够理想。脑电双频指数(BIS)和监测交感神经过度反应的心率变异指数(HRV)的出现,才为闭环反馈自动麻醉系统的建立创造了条件。闭环自动反馈麻醉系统已可以实施临床麻醉。但为保证病人安全和满足手术医生的特殊需要,仍需要人工在适当的时机对系统进行干预,即开环控制。

CLAN 尚存在以下问题:①控制参数的选择和寻找。单一参数难以特异反映麻醉的镇静和镇痛效应,目前为止缺少特异性指标,如 BIS 麻醉;②镇痛镇静是否分开给药和检测。目前药物效应不单一,如镇痛药有镇静作用。

法国基于美国技术研发出的一款机器人麻醉师已在 200 余名病人身上取得临床

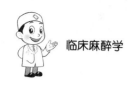

试验成功。机器人麻醉师能承担起管理麻醉和止痛药剂、查看病人状况、控制麻醉进程等任务,从而"使麻醉师能全心投入更加重要的工作:监控病人的状况"。这款机器人系统的重要组成部分之一是美国数年前发明的一种光检监测仪,它能记录病人大脑活动情况,从而测知麻醉深度。相关数据被输入一台计算机,计算机控制着麻醉药剂的供应量,但上述过程需在人类监控之下才能完成。

1. 完善全面的监测

ASA 推荐的基本监测有体温、血压、心电图、血氧饱和度、呼气末,特殊的监测包括心输出量监测和麻醉深度监测。

(1)心输出量监测

Swan 联想到带气囊的导管可以随血流在心脏内向前漂移,1967 到 1970 年他合作研制出了顶端带气囊,血流导向的肺动脉漂浮导管,并应用于临床。它可以监测右心功能,诸如连续心输出量(CCO),连续混合静脉氧饱和度,连续右心室射血分数(REF),连续右心室舒张末期容量(RVEDV)等,为及时准确地判断心功能,指导诊断与治疗提供依据。

(2)麻醉深度监测

脑电双频指数、心率变异性、听觉诱发电位等监测指标,使麻醉医生对麻醉深度的判断有了依据,从主观转为客观,既减少前浅麻醉导致的术中知晓,又避免了麻醉用药过度导致麻醉苏醒延迟。

2. 病人自控镇痛技术

病人自控镇痛技术分为硬膜外 PCA、蛛网膜下腔 PCA 和静脉 PCA。PCA 有明显的优点:

①在镇痛治疗期间,镇痛药物的血药峰浓度较低,血药浓度波动小,呼吸抑制发生率低,减少镇痛治疗时过度镇静的副作用;②镇痛效果好;③能克服镇痛药的药代动力学和药效动力学的个体差异,做到按需给药;④减少病人疼痛时等待医护人员处理的时间;⑤减少术后并发症的发生率;⑥提高病人及其家属对医疗品质的满意率;⑦减轻医护人员的工作负担。

因此,今日麻醉之特点为安全有效、恢复迅速和镇痛完全。

二、麻醉学的未来

未来麻醉学领域可能出现两种非常极端的情况。

第一种可能是:首先,手术室里可能不再有麻醉医生;第二,所有麻醉都将通过计算机化的监控反馈系统进行遥控;第三,重症监护病房将由内科呼吸监护专科医生管理,医院将不再有内科,麻醉学科和输血科也许都将不复存在。

另一种可能性则较为乐观:到 2025 年医院将不再有内科病房和普通病房,只有重症监护病房和外科病房。除手术以外,麻醉医师将占主导地位,因为其掌握了医院的重症监护病房、疼痛治疗和生物武器恐怖行动防护工作。

三、最新全麻作用机制研究

目前的学说有:脂溶性学说、蛋白质学说、神经递质学说、离子通道学说。更进一步的研究需要寻找既能观察到麻醉现象,又可进行细胞或分子水平研究的模型,草履虫就是这样的模型。草履虫是一种单细胞的淡水生物,可以进行细胞水平或分子水平的研究。更重要的是,草履虫具有纤毛,能够在水中快速游动,且对伤害性刺激能够做出快速反应,从而保证我们观察到麻醉现象。

我们的结果表明,胞内钙的释放与草履虫的兴奋时间十分吻合,说明胞内钙的释放是麻醉药物产生兴奋性的根本原因。同时,麻醉药物升高胞内钙产生兴奋现象是直接的即刻作用,而作用于钙调节蛋白存在时间差异,活性受抑制即可导致麻醉。吸入麻醉药物能够使所有的物种产生麻醉,说明吸入麻醉药物起作用需要生物界普遍存在的一种物质。我们认为钙就是这样的物质,这为生产理想的吸入麻醉药物提供了重要的理论基础。

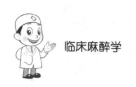

第三章　麻醉生理学

第一节　疼痛的病理生理

疼痛是一种令人不愉快的感觉和情绪上的感受,伴随着现有的或潜在的机体组织的损伤。疼痛经常是主观的,是身体局部或整体的感觉。也是令人不愉快的甚至痛苦的感受。疼痛是个复杂的病理生理状态。

一、疼痛的解剖生理学基础

当机体受到某种伤害性刺激时,组织细胞便会破裂并释放出胞内的化学物质,这些物质将激活伤害感受器,而感受器的传入神经纤维则将这些刺激转化为神经冲动并迅速传入神经中枢而产生痛觉。痛觉是一种复杂的感觉,常伴有不愉快的情绪活动和防御反应,且易受心理和其他因素的影响。痛觉在个体间有很大差异。痛觉的产生和传导涉及周围和中枢神经系统许多部分的活动,目前,人们对痛觉的外周传入途径比较清楚,从头面部来的冲动通过三叉神经感觉核进入中枢,而从躯体其他部位来的冲动则是通过肌腱后角神经元的突触传入中枢。对痛觉在中枢的传导途径目前所知尚少,一般认为有特异性传导通路和非特异性传导通路两个痛觉传导系统。

(一)痛觉感受器

身体各个部位的痛觉是通过痛觉感受器感受的。感受器是一种特殊的结构,能被体外环境的变化所刺激,并将不同形式的刺激能量转化为神经冲动。因此,可以说,感受器是将各种能量转换为神经冲动的换能器。根据所接受适宜刺激种类的不同,可将人体感受器分为温度感受器、视觉感受器、听觉感受器、痛觉感受器和触压感受器等。

一般认为痛觉感受器是游离的神经末梢。痛觉感受器广泛分布于皮肤、角膜、牙座、血管壁及深部组织如肌肤、关节和内脏中。当机体受到伤害性刺激时,组织细胞破裂释放的化学物质使这些痛觉感受器发放神经冲动并经神经纤维传至中枢,产生疼痛。

任何伤害性刺激均是痛觉感受器的适宜刺激。一般来说,每一种感受器都有它的适宜刺激,即某一感受器对某一形式的能量变化特别敏感而对其他形式的能量变化采敏感。所谓伤害性刺激就是对身体有害的刺激,包括炎症、损伤、冷、热以及压迫等物理刺激和酸碱等化学刺激。任何形式的刺激,只要达到一定的强度就会成为伤害性刺激而引起痛觉。痛觉感受器几乎不产生适应,疼痛反应在停止刺激前一直存在。

皮肤的痛觉感受器位于皮肤的表层,当压迫、寒冷等刺激作用于皮肤表面时,痛觉的产生先于其他感受。而各种感觉消失的顺序依次为痛觉、温度感觉、触觉,但在缺氧时各种感觉消失的顺序与此相反,痛觉最后消失。

深部痛是肌腱、关节及骨膜发生的疼痛。深部痛觉感受器仍是游离神经末梢,深部痛是一种持续广泛的钝痛,和皮肤痛觉相比更接近于内脏痛。

内脏痛的感受器也是游离神经末梢。除伤害性刺激外,脏器本身的运动和疾病如扩张、痉挛等以及伴随产生的致痛物质都可以成为痛感。内脏的疼痛感觉也与皮肤不同。内脏痛级慢、持续、定位不准确且对刺激的分辨能力差,对切割、烧灼等刺激不适感,而对机械牵拉、痉挛和炎症刺激更敏感。内脏除痛觉外几乎没有其他感觉。胸膜和腹膜从内翻受刺激时产生的疼痛称为浆膜痛,是由压力、摩擦等刺激引起的。

体表的痛觉感受器呈点状分布,称为痛感觉点。痛点分布随部位不同而有差异,因而表现为躯体不同部位对疼痛刺激敏感性的差异,如颈部皮肤对疼痛的刺激敏感性较手背部差,手背部皮肤表面痛点较颈部密集。

在某些特殊情况下,痛觉阈值降低的现象称为痛觉过敏。痛觉感受器的阈值是指要使这个感受器兴奋,刺激所播达到的一定程度。正常情况下,其他感觉纤维对痛觉有抑制作用,但在特殊情况下如脊傲损伤时,这种抑制作用减少则出现痛觉过敏。

在疼痛研究中发现,将某些化学物质涂布在人或动物的神经末梢上即可引起疼痛,因此,有人认为痛觉感受器的神经末梢实际上是一种化学感受器,目前所知的可以引起疼痛的化学物质有 H^+,K^+、组胺、5^-轻色胺、缓激肽、前列腺素、乙陇胆碱、血浆激脸等。

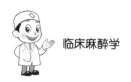

（二）痛觉的传导纤维和传导通路

1.痛觉的传导纤维

神经纤维是由神经元细胞质突起的延长部分,主要是轴突的延长部分所组成,轴突外表包有谈鞘的称为有髓鞘纤维;另外一些轴突仅有一层许多细胞包裹甚至包裹不全而裸露者称为无盈鞘纤维。根据神经纤维的电生理特征可将其分为 A,B 和 C 三类,A,B 类纤维是有髓鞘纤维,C 类是无髓鞘纤维。神经纤维具有生理完整性、绝缘性、双向传导及相对不疲劳性等 4 种主要生理特性。神经纤维的传导速度与其直径成正比(有健鞘纤维),或与其直径的平方成正比(无傲鞘纤维)。

一般认为,痛觉是 A(有储鞘)和 C(无髓鞘)纤维传导的。A 纤维传导速度快,兴奋闭较低,主要传导快痛。C 类纤维兴奋闭较高,传导速度较慢,主要传导慢痛。

2.痛觉传导通路

（1）痛觉第一级传入

神经元细胞体位于脊神经带内,其周围突终于所分布区的末梢痛觉感受器,中枢突经后根外侧部进入脊翻后外侧束,分为升支和降支,升降支和终支最后进入后角灰质。传导快痛的 A 纤维由后根进入脊盆后在后角顶端的胶状质区换神经元,其中一部分经前联合交叉至对侧,经外侧脊位丘脑束上行直达丘脑的后腹核。来自脊丘束的信息,经内囊投射到大脑皮质中央后回的第一感觉区,引起有定位特征的痛觉。这部分直达丘脑的长纤维,只见于人类和高级猿类,在种系发生上较晚,为"新脊做丘脑束"。另有一部分纤维经直接通路或网状结构的多突触通路,上行到达丘脑的位板内核群,投射到大脑的边缘叶和第二感觉区,引起伴随痛觉的强烈情绪反应。这类纤维除人类外也见于低等动物,在种系上发生较早,称为"旧脊健丘脑束"。来自 C 纤维的冲动进入脊傲后,在脊储灰质周围的固有束上行,经多次换元后到达脑干网状结构和丘脑,这些短纤维多突触的通道,称为旁中央上行系统,与慢痛和情绪反应有关。由新脊健丘脑束构成的传导快痛的特异传导通路与由旧脊髓丘脑束构成的传导慢痛的非特异性传导通路二者之间的功能和作用是相辅相成的。同时,大脑皮质和网状结构又通过下行的返回纤维,对脊做后根纤维、后角胶状质等较低水平的传导活动,起控制和调节的作用。疼痛是中枢神经系统内特异与非特异传导系统之间以及大脑皮质和皮质下各结构之间相互作用的结果。

（2）头面部痛觉的传导径路

其中第一级神经元细胞体的位置,三叉神经在半月神经节,舌咽神经在上神经节,迷走神经在颈静脉神经节,面神经在膝神经节,它们的中枢突全部终于三叉神经感觉核,第Ⅸ,Ⅹ、ⅩR 脑神经的痛觉纤维,经三叉神经脊束终于三叉神经脊束核。三叉神经主核和脊束核发出的二级纤维,有的终支和侧支至三叉神经和面神经的运动核以及网状核组成的各种反射弧。主核和脊束核越至对侧的二级纤维组成三叉前束,主核的不交叉纤维组成三叉后束,此二束总称三叉丘系。三叉丘系上升终止于丘脑腹后内侧核并发出三级纤维经内囊枕部投射至中央后回的下 1/3。

(3)内脏感觉的径路

其末梢主要与交感神经一同走行,由后根进入脊髓。此后与躯体痛觉走行相同。但食管、气管、直肠和外阴部的痛觉纤维是与副交感神经一同走行的。盆腔脏器的痛觉是经盆神经(副交感神经)进入脊髓。脊髓内脏二级上升纤维皮质的进路比较分散,经脊髓丘脑侧束深部上行,再经网状结构多次中继,经下行丘脑投射到嗅皮质或投射到额叶和脑岛等部皮质。

(三)阿片受体的分类和功能

根据类阿片肽生物合成过程中前体的特征可将其分为 3 大类,即脑啡欣、内啡肽、强啡肽与新啡肽,在 3 大类中有数十种独立的神经元,它们除参与疼痛调节外,还参与各种神经与内分泌的调节,并影响动物和人的精神活动。一类阿片肽可与其他神经介质和激素拥有共同的前体。中枢神经系统和其他器官,特别是内分泌腺和胃肠道,都可以合成类阿片脸前体和前体元。类阿片肽前体与前体元经分解转化,肽链不断缩短造成短肽脱落进而形成各种有活性的物质如脑啡肽等。

不同种类的阿片受体在中枢内的含量差别很大,纹状体内阿片受体含里最高,而小脑内含量最低。各类阿片受体在脑内不同部位分布密度也不同。分布密度的差别,多与相应的功能有关,且与类阿片肽的分布大体平行。在延髓和脊髓中阿片受体含量较低,但其中第四脑室底部和脊髓灰质中的受体含量又高于周围其他部分,这与其在脑室底部的致恶心呕吐和神经胶质区的镇痛作用是一致的。20 世纪 70 年代后期,有人提出了下行类阿片肽镇痛系统,有大脑皮质、丘脑、中脑导水管周围灰质和髓质缝际核参与,下行神经束是脊髓侧束。该系统中的阿片受体以拌受体为主,正常时处于静息状态,有伤害性刺激时被激活,抑制脑啡肪的酶降解,镇痛作用加强。

脊髓中的阿片受体分布于脊砚灰质。阿片类物质与罗氏胶质区受体结合后可抑制伤害性刺激从初级神经元向二级神经元的传导,并抑制 P 物质的释放,已知 P 物质可以加速伤害性刺激的传导速度。脊髓阿片受体对各种刺激的敏感性差别很大,不同受体对各种刺激引起的疼痛信号具有一定程度的选择性阻断作用。K 受体对化学性和机械压力性刺激敏感,对温度刺激的敏感性次之,对腹膜刺激不敏感;受体对温度刺

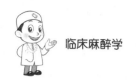

激最敏感,但对机械性刺激不够敏感;料受体对温度和化学刺激均敏感,对内脏痛也有抑制作用,但对机械刺激不够敏感。应用不同的受体激动剂可产生不同的作用,经椎管内注入 K 或拜受体激动剂不足以完全抑制温度刺激的传导,而静脉注射阿片类药物,则可在脊健和脊位上中枢两个水平发挥作用,完全抑制温度和机械性载激所致的伤害性神经反射。

位于游离神经末梢和传入神经的多层次的神经轴上部的阿片受体,对疼痛信号起多阶梯选择性滤过作用而不减弱其他感觉的传入。这些受体的作用仍未完全阐明。

二、疼痛的病理生理

(一)疼痛的机制与学说

1.疼痛的机制和近代学说的圈解

梅尔扎克于 1965 年提出了门控理论。该学说不仅包括了疼痛的生理特异性,中枢整合及整合模式,传入冲动的调节等,还包括了心理学因素的影响。并随着科学的发展不断修改和补充。

门控理论认为,外周感觉神经将疼痛刺激冲动传入脊健,进入 3 个系统:脊髓后角细胞神经胶质,T 细胞和后柱纤维。神经胶质被认为是神经闸门,对伤害性刺激的传入冲动进行前处理;T 细胞作为第一级中枢传递细胞介导冲动上传;而后柱纤维将冲动传入脑中枢。细的外周感觉神经传递的冲动作用于闸门可以产生正反馈信息到 T 细胞,使闸门开放,痛神经冲动上传,粗的感觉神经作用于闸门可以产生负反馈信息到 T 细胞,使闸门关闭,冲动不形成痛觉。痛觉产生与否,主要取决于二类纤维所兴奋的数量和下行抑制系统的功能状态,AA 是可触发中枢控制的快速特殊传导系统,可将刺激的性质、部位等信息上传至脑,激活选择性识别过程,并经传出道发放抑制性冲动影响相应阶段的门控系统和其他水平的神经轴突的感觉冲动。该传导系统使脑中枢在反应系统被激活之前即对感觉传入冲动进行识别、估价、定位和选择性调节。而当由 C 纤维兴奋的 T 细胞的数量超过临界水平时,便激活了反应系统,表现为复杂的行为模式和对疼痛性质的体验。

该理论的提出受到了人们普遍的关注,并促进了疼痛研究的发展。有关生理学和行为医学的研究更加强调疼痛体验的诱发情绪和认知方面,而这些方面的调节已超出了闸门部位,由高位神经系统进行,另外新脊丘束、旧脊丘束投射系统和新皮质之间的相互作用也参与了此调节过程。据此,梅尔扎克和凯西于 1980 年补充和扩展了门控理论。他们认为,新脊丘束投射到脑内,负责有关定位、刺激强度、时间和对感觉信息的识别过程,而经旧脊丘束和旁正中上行系统上传的冲动可激活网状结构和边缘系统,引起强烈的疼痛诱发、厌恶感和不愉快的情绪体验及其他系统的反应动作。新皮质中枢系统主要负责估价与过去痛体验有关的传入信息并对痛识别和诱发系统进行控制。

20世纪80年代初对门控理论作了第二次修改。神经科学的新发展已证实,大脑皮质运动感觉区具有分辨疼痛的功能,可参照过去的体验、认知和情绪,通过复杂的反射来调节皮质下与痛有关的神经活动。实际上,在伤害性冲动上传过程中需要在脊髓的多处部位进行调节,经过各种异化和抑制过程传达至大脑形成痛觉。在体内存在有独立的下行疼痛抑制通道,涉及脑干系统(特别是中脑)和脊髓等处的阿片类的释放。下行抑制通路(也包括认知机制)也可和直接的脑刺激一样,产生相当程度的镇痛。修改后的门控理论进一步强调了心理因素对疼痛的重要影响及下行抑制通路的作用。

该学说解释了许多临床现象,如断肢病人的神经痛、按摩止痛和针灸治疗的机制、带状疱疹病毒所致的感觉迟钝和痛觉过敏等。该学说还促进了一些镇痛技术的发展,如TENS(经皮电神经刺激)、后柱刺激和脑刺激术等。还据此制定量疼痛测定表。门控理论极大地推动了疼痛机制、疼痛生理、药理、心理学和治疗学的研究和发展。关于疼痛的机制,还需要继续进行深入的研究和探讨。

2.疼痛的心理因素

先前的所有理论都集中于解释机体的外周和中枢神经受损所致的疼痛的机制。近年来,无器质性病变或组织损害的慢性疼痛病例不断增加,人们称之为"心源性疼痛"。人们发现,这种疼痛在精神病人,尤其是歇斯底里病人中发病率最高,而在反应性抑郁和其他心理疾病病人中发病率较低。这些病人对于疼痛的描述都与由于躯体性疾病引起的疼痛的表现相同。这种对于两种不同类型疼痛在描述方面的相似否定了一些学者关于躯体和精神分离的观点。

有关精神病学和心理学方面的研究,使人们对许多因素在疼痛及其表现方面所起的作用有了新的理解和认识,这些因素包括学习、人格、文化、认识、心理、情绪、诱发因素及各种环境影响等。并在此基础上提出了一些假说和概念,试图对仅有极轻微或无明显病理表现的慢性疼痛做出解释,较重要的有"慢性异常病态行为"等。人们已认识到,急性和慢性疼痛在病因、机制、功能、诊断和治疗等方面都有很大差异。因此,关于疼痛机制的学说也要充分兼顾这些差异。在急性疼痛时疼痛本身是一种症状,而在慢性疼痛病人疼痛本身就成为一种疾病,以往有关疼痛的大多数神经生物学研究,都集中于分析皮肤痛的感觉识别,这些研究极大地增进了对于来自皮肤的伤害性冲动的

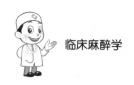

识别机制的认识,但却忽略了对其他种类疼痛的机制的了解。近来,人们开始用新的方法和实验手段在神经生理、神经病理、神经内分泌、受体分子生物学、神经心理和行为等方面对疼痛机制进行更深入的研究,以期对疼痛机制做出更全面更合理的解释,从而促进疼痛的研究和治疗的发展。

(二)疼痛的病理生理变化

疼痛是临床疾病常见的症状,是医生最常听到的病人主诉。通过对疼痛的深入研究,认为疼痛有以下病理生理特点:①疼痛是机体组织器官受到较强物理化学等因子刺激所产生的比较复杂的病理生理变化;②几乎每人都有疼痛感受的经验,机体对疼痛的感受程度、反应大小与疼痛的性质、强度、范围、持续时间以及机体内外各种因素有密切关系;③疼痛与精神心理状态相联系,往往产生不愉快的情绪反应;④疼痛的发病可分为原发性和继发性,一般前者发病急,消失快,常表现为锐痛,后者发病缓慢,或由急性转为慢性,持续时间长,表现为钝痛;⑤有时与疼痛相伴出现其他的感觉异常,如对疼痛敏感、局部知觉异常、肌肉紧张、运动障碍等。

1.临床常见的疼痛可有不同的病理生理变化

(1)急性痛

常有明确的病因,为疾病和损伤所致,严重者伴有虚脱、休克和高热等全身症状,病人常表现为兴奋焦虑状态,有防御反应。疼痛程度较重,多为锐痛和快痛,一般发病及持续时间较短。临床常见于急性炎症、心肌梗死、脏器穿孔、创伤和手术等。

(2)慢性痛

可有多种明确的病因或原因不明。病人常有复杂的精神情绪和心理变化,常表现为抑制状态,精神忧郁和逃避行为,久病者还可能出现悲观失望和厌世情绪。疼痛程度与病程变化有关,一般发病慢病程长,常伴有自主神经功能紊乱如食欲不振、脉缓和低血压等。临床上见于慢性腰腿痛、神经血管疾病性疼痛及晚期癌痛等。

(3)浅表痛

系指皮肤、黏膜等感受的疼痛,如穿刺、压迫、捻挫、冷热、酸碱等物理化学刺激所引起的疼痛。性质多为锐痛、快痛,比较局限,有防御反应,严重者可产生休克等全身症状。

(4)深部痛

是肌腱、韧带、关节、骨膜、内脏、浆膜等部位的疼痛,性质一般为钝痛,不局限,定位不明确。严重者常伴有呕吐、出汗、缓脉、低血压等症状。

（5）内脏痛

也属于深部痛,疼痛刺激多由无翻鞘纤维传入。由于其传入通路不集中并可涉及几个阶段的脊神经,故疼痛定位不精确。内脏痛可产生反射痛,由于该脏器传入神经纤维进入脊髓神经后根,内脏传入和躯体传入在同节脊髓后角发生聚合,相互影响,内脏痛时在远距离脏器的体表皮肤发生反射痛。

（6）中枢性疼痛

包括由中枢神经病变,如炎症、肿瘤、创伤、先天性畸形、血流障碍等引起的疼痛以及由于神经官能症、精神分裂症等疾病而出现的各种疼痛症状。

2.疼痛对全身各系统的影响

（1）对精神心理状态

急性剧烈的疼痛可以引起病人精神兴奋、烦躁不安以及大哭大喊等强烈反应。长时间的慢性疼痛可使大部分病人呈抑制状态,如情绪低落,表情淡漠。

（2）对神经内分泌系统

急剧强烈的疼痛刺激可使中枢神经系统表现为兴奋状态。其中表面痛多表现为交感神经兴奋,深部痛为副交感神经兴奋。内分泌系统,由于疼痛刺激兴奋交感神经和肾上腺髓质,儿茶酚胺分泌增多,肾上腺素抑制胰岛素分泌促进胰高血糖素分泌,增加糖原分解和异生,使血糖增高。由于垂体肾上腺皮质激素增加,皮质醇、醛固酮、抗利尿激素增加,甲状腺素和三碘甲状腺氨酸亦增加。

（3）对循环系统

在剧烈疼痛时心电图可出现T波变化,特别是在冠状动脉病变的病人。脉搏频率在浅表痛时增快,深部痛时减慢,变化与疼痛程度有关,剧烈的内脏痛可引起心搏停止。血压一般与脉搏变化一致,高血压病人因疼痛而导致血压升高,但剧烈的深部痛可引起血压下降,发生虚脱、休克、失神。

（4）对呼吸系统

剧烈疼痛时呼吸快而浅,特别是发生在胸壁痛和腹壁痛时明显,一般每分通气量无变化,但发生在与呼吸系统无关部位的疼痛,由于精神紧张、兴奋不安也可以产生过度换气。

（5）对消化系统

剧烈的深部疼痛可引起恶心、呕吐,一般多伴有其他自主神经系统症状,表现为消化功能障碍,消化管运动和腺体分泌过缓或停止,

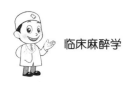

（6）对泌尿系统

由于反射性血管收缩,垂体抗利尿激素增加,尿量减少。

3. 影响疼痛的因素

影响疼痛的因素有主观因素和客观因素。

（1）主观因素包括人的性格和精神心理状态

一般性格内向的人对疼痛的耐受性大于性格外向者。战场上的士兵等性格坚强者对疼痛的耐受大于一般人,情绪不良时可使痛阈降低,增加对痛的感受,在日常生活中疼痛可因从事注意力集中的工作而忘却,疼痛的冲动可因其他刺激而改变或减弱。另外,既往对疼痛的经验和生活经历都与人们对疼痛的感受和反应有关。精神分裂症、神经官能症、精神忧郁症等病人,常伴有各种疼痛症状,这种没有躯体器质性损伤病变的心因性疼痛,主要不是一种感觉而是一种复杂的心理状态。

（2）客观因素包括环境和社会文化背景的影响

环境的变化比如在充满噪音的条件下或强光照射下都可以影响病人对疼痛的感受和反应,在昼夜不同的时间内,夜间疼痛可以加重。每个人所受的教育程度和文化水平不同,对疼痛的耐受性和反应也不同。性别和年龄也对疼痛的感受有所影响,一般认为男性对疼痛的耐受大于女性,老年人对疼痛的耐受性降低,暗示也可以起作用,在临床上利用暗示、催眠或采用安慰药可产生镇痛作用。

4. 疼痛的临床分类

临床上根据疼痛的病因、病机、病程及疼痛的程度及部位的不同进行分类。临床疼痛的分类对于了解疼痛的性质及进行诊断和治疗等有一定帮助。常用的分类有以下几种:

按刺激原的性质分为物理性(机械性和温度性)和化学性疼痛。

按发病机制分为病理生理性和梢神心理性疼痛。

按病情分为急性痛和慢性痛。

按疼痛感觉分为快痛(刺痛、锐痛)、慢痛(延缓痛、钝痛)、顽固性痛。

按疼痛的程度分为轻度痛(微痛、隐痛、触痛),中度痛(切割痛、烧灼痛),重度痛(绞痛、病痛)和极度痛(剧痛、惨痛)。

按情绪反应分为有快感的痛,不愉快的痛和痛苦的痛。

按时间分为一过性痛,间断性痛,周期性痛和持续性痛。

按机体部位分为躯体性痛(表面痛)和内脏性痛(深部痛)。

按神经系统分为中枢神经痛和周围神经痛。

按致痛病因分为炎症性疼痛,非炎症性疼痛,恶性肿瘤疼痛。

按疼痛的表现分为原位痛,牵扯痛,反射痛和转移性痛。

临床上可以根据以上不同的因素做出各种疼痛的分类,但由于疼痛包含有许多复杂的因素,不是一种分类方式可以概括的,因此要结合具体病人,根据病情病因的主要特点进行分类。

第二节　休克的病理生理

一、基本概念及分类

(一)定义

休克是一种由各种病因引起的组织血流灌注不足和组织代谢障碍、功能受损的综合征。无论哪种原因引起的休克,其共同特点是有效循环血量减少,所谓有效循环血量是指单位时间内通过心血管系统的血量,不包括存储于肝脾和淋巴血窦中或滞留于毛细血管的血量。循环血量减少后导致组织细胞缺氧,出现一系列的代谢与功能障碍综合征。

(二)分类

1. 按休克原因分类

(1)失血性休克

急性失血超过总血量的 20% ~50% 。

(2)创伤性休克

严重创伤或烧伤通过神经反射、炎性物质刺激及血液、血浆的丢失。

(3)感染性休克

严重感染特别是革兰阴性细菌感染、释放出内毒素引起休克。

(4)心源性休克

心肌梗死、急性心肌炎及心包填塞等。

(5)神经源性休克

剧烈疼痛、高位脊砚麻醉或损伤。

(6)过敏性休克

过敏体质病人在注射某些药物后(青霉素),产生过敏性休克。

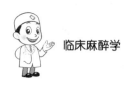

2. 按血流动力学特点分类

（1）低排高阻型休克

心排血量低，外周血管阻力高。皮肤血管收缩，血流量减少，皮温降低，又称冷性休克。

（2）高排低阻型休克

心排血量高，外周血管阻力低，皮肤血管扩张（早期），血流量增多，皮温升高，又称温性休克。

3. 按休克的始动环节分类

（1）低容量性休克

全血、血浆或水分明显丢失造成的循环容量不足。大出血、烧伤后血浆丢失，大量出汗，严重呕吐与腹泻等。

（2）血管派性休克

又称分布性休克（Distributive Shock），其特点是总血容量正常，由于广泛的外周血管扩张，正常的中心血容量被异常得分布到外周血管床，特别是静脉血管床，造成相对循环血量不足而致低血压，包括神经源性休克、感染性休克与过敏性休克。

（3）心源性休克

泵衰或回心血量不足。

（4）梗阻性休克

心脏压迫或大血管阻塞所致的心排量不足，如心包填塞、张力性气胸、肺动脉栓塞、左房黏液瘤、不适当的过度机械通气等。

4. 按失血量与休克程度分类

（1）轻度休克

血容量丢失 20%，病人脉搏与血压正常或轻度增高，神志清醒，尿量正常，皮肤苍白发凉。适当扩容治疗容易纠正。

（2）中度休克

出血与创伤较严重，其特点为脉率增快，血压降低，表情淡漠，明显口渴，尿量减少，皮肤苍白发凉。充分扩容等综合治疗后，休克可得到纠正。

（3）重度休克

失血量在 40% 以上，在成人超过 1600ml，严重脓毒血症或心衰常可致此型休克。表现为循环衰竭，意识模糊或昏迷，严重口渴，脉搏细速，血压低于 9.4 kPa（70mmHg），皮肤显著苍白厥冷，少尿或无尿，疗效很差，故又称难治性休克。轻中度一般为可逆性休克,重度休克多为不可逆性休克。

二、病理生理

（一）病因与发病机制

休克的病因有多种,失血、感染、过敏、心脏泵衰与回心血量不足、脊髓损伤与麻醉等都可引起休克。发病机制随病因不同而有所不同,但在发病过程中各种休克又有相同的因素起作用。不论何种休克,都有绝对的或相对的循环血量减少,组织灌注不足与细胞代谢障碍。

1. 血流动力学变化

休克的发生发展与结局都与血流动力学变化密切相关。有关血流动力学的因素很多,血压是最基本的因素。血压(BP)是心输出量(CO)与外周血管总阻力(TPR)的乘积:$BP = CO \times TPR$,心输出量是每搏量(SV)与心率(HR)的乘积:$CO = 5V \times HR$。每搏量取决于左室的舒张容量与收缩容量,前者受心房压心室顺应性影响。心率的快慢由交感与副交感神经兴奋所决定。外周血管阻力取决于动脉直径到静脉的距离,血管收缩直径缩小阻力升高,血管扩张直径扩大阻力减小。

（1）自主神经的调节作用

延髓中有自主神经的心脏中枢与血管运动中枢,心脏中枢的交感兴奋使心率增快,副交感兴奋使心率减慢。血管运动中枢的交感兴奋使血管收缩外周血管总阻力增加;副交感兴奋使血管扩张,外周血管总阻力下降。位于主动脉弓与颈动脉窦的压力感受器是自主活动的基本结构,压力感受器对这些大动脉壁上的应力或张力变化很敏感。当应力或张力降低时,通过感受器引起延傲的心脏中枢交感兴奋,使率增快,心输出量增加。血管运动中枢兴奋使外周血管总阻力增加。相反,若大动脉壁的压力增高,压力感受器的反应是通过兴奋副交感,使心率减慢,心输出盈降低,外周血管总阻力降低。液体容量与自主神经系统一样在调节血压方面有重要意义。

（2）休克期间的代偿与失代偿

无论何种休克,在早期均可通过不同途径兴奋交感 – 肾上腺髓质系统,引起血流动力学的变化。低血容量休克的反应出现最早而且强烈,实质上这是休克早期的一种代偿机制。当交感 – 肾上腺髓质系统兴奋亢进,大量释放儿茶酚胺,实验动物在失血性休克时,肾上腺素与去甲肾上腺素量增加 $10 \sim 100$ 倍。皮肤与内脏血管收缩,增加回心血盘,保证重要器官的血液供应。脑血管的交感缩血管纤维少,a 受体密度较低,当交感兴奋儿茶酚胺增多时,脑血管的口径无变化,血流且不减少。冠状动脉有受体,

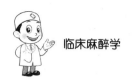
但 p 受体占优势,休克时代谢产物腺昔有明显扩张冠脉作用,冠状动脉趋于扩张。这些调节机制使休克早期心与脑的灌注得到保证。另外,肾素—血管紧张素—醛固酮系统激活,促进水与钠潴留,抗利尿激素分泌增多,水的重吸收增多,它可使回心血量缓慢而持续地增加,起着"自身输血"作用。故休克早期血压无明显变化。

休克期间组织血流灌注取决于影响心输出量的四大因素:前负荷、后负荷、心肌收缩力和心率。前负荷是指舒张末期心室内血量和压力,也就是回心血量。在低血容量休克,总血容最不足,回心血量减少,心室充盈不足,心输出量降低,后负荷是指全身外周血管阻力,当外周血管阻力增大时,心输出量减少,若外周阻力减少一半,静脉回流充足,则心输量可增加。在分布性休克(包括感染性、神经源性与过敏性),外周血管阻力降低,血管扩张,起初心排量不减少,以后由于回心血量不足,加上血流在组织的分布异常,导致重要生命器官灌注不足。感染性休克由于细菌内毒素或外毒素使血管扩张,后负荷降低造成高排低阻。高位脊椎麻醉或损伤由于脊髓侧角的交感中枢传出通路受抑制或损害使外周血管扩张。过敏性休克则由于扩血管物质如组胺、5-羟色胺的作用使外周血管扩张,回心血量减少。在低血容量休克后负荷增加,这是由于外周血管 a 受体在儿茶酚胺的作用下发生兴奋,引起血管收缩,将血流转至对缺血较敏感的心脑等重要器官,使正常时心肌仅接受心物出量的 400 转变为重度休克时的 1500~2000,但过度的外周血管收缩是有害的,可导致肾功能衰竭。心肌收缩力降低与衰竭既可作为休克的原因也可以是休克的结果,在心源性休克由于心脏病变导致泵衰,感染性休克内毒素可致心肌中毒,其特点是心室充盈压升高,心输出量降低。

休克期间血流动力学指标测定包括:动脉压、中心静脉压、心输出量、心搏量、心脏指数、心搏指数、总外周血管阻力、肺动脉压与肺毛细血管楔压及总耗氧量等。由于有些指标的测量须采用 Swan-Gan:导管难以在临床上普遍采用,故动脉压(直接或间接测定)、中心静脉压、心率、休克指数(心率与收缩压之比)、休克度(心率与脉压之比)常作为观察休克最基本的指标。

2.微循环变化

(1)微循环解例生理

微循环是指血管内径在 $300\mu M$ 以下的微动脉与微静脉间的血管系,微循环的解剖结构是由微动脉、后微动脉、前毛细血管(毛细血管前括约肌)、毛细血管、微静脉以及动静脉短路所组成。毛细血管的管壁是由一层内皮细胞组成,其外有薄层基膜和稀疏的外周细胞,毛细血管密布于全身细胞间隙,总数在 3 亿根以上,占全身血管总长度 90% 以上。正常情况下只有 20% 开放,80% 处于关闭状态,体循环毛细血管含血量占总血量 6%, 肺循环毛细血管含血盘占总血量的 2.2%。毛细血管内血液流速非常缓慢, 约为 0.5~0.7mm/s, 在休克晚期大部分毛细血管开放, 大量血液淤滞导致回心血量减少。毛细血管按其生理功能可分为:

①阻力血管: 包括微动脉、后微动脉、前毛细血管, 微动脉调节微循环的总血流量, 前毛细血管控制至数个毛细血管的血流。阻力血管收缩增加外周血管阻力, 维持动脉压。

②交换血管: 指前毛细血管以后的毛细血管网, 管壁只由一层扁平细胞组成, 细胞之间存有空隙以利于血液与组织间的物质交换。

③容量血管: 指微静脉系统, 它在收缩后使毛细血管网的血液淤堵。

④动静脉短路: 在微动脉下微静脉之间有动静脉吻合支, 短路开放时, 外周血管阻力降低, 物质不能进行交换。感染性休克常出现这种情况。

(2) 休克与微循环休克时微循环的变化

可分为以下 4 个阶段:

①微动脉收缩期(休克代偿期): 休克早期交感 – 肾上腺系统兴奋, 儿茶酚胺大量分泌, 使脑心以外的其他器官和皮肤的小动脉、微动脉、后微动脉和前毛细血管处于收缩状态, 使回心血量增加。有人估计在早期休克, 1 h 内仅骨骼肌就有 500 ml 左右的组织间隙液进入血流, 这种自身调节增加回心血量起了代偿性作用。

②毛细血管和微静脉扩张期(微循环瘀血期): 随着微动脉收缩期的延长, 组织缺血缺氧加重, 毛细血管前括约肌松弛, 后微动脉和微静脉扩张, 血管床扩大, 血流淤滞, 回心血量更加减少, 乳酸中毒, 毛细血管通透性增加, 血浆外渗, 休克进入失代偿期。

③弥散性血管内凝血(DIC)期: 休克可激活凝血因子和血小板的功能, 使血液呈高凝状态, 休克后期血液渐浓缩, 纤维蛋白原浓度增加、红细胞凝聚、血液黏滞度增加, 血流缓慢, 代谢性酸中毒加重, 在酸性条件下肝素失活, 内皮细胞受损害, 促使 DIC 发生。DIC 使微血管堵塞, 加重微循环障碍, 凝血因子和血小板减少, 加上纤维蛋白降解产物的抗凝作用引起全身出血。

④组织坏死与器官功能衰竭期: 休克晚期缺血缺氧加重, 乳酸堆积, 组织内各种酶的活性降低甚至灭活, 溶酶体膜破裂释放出蛋白水解酶使细胞自溶与坏死。当血中乳酸超过 10 mmol/L, 休克几乎不可逆转。测定血中酸性磷酸酶、葡萄糖醛酸酶及组织蛋白酶可反映溶酶体膜破裂情况。测定血中乳酸脱氢酶及其同工酶、谷丙转氨酶、谷草转氨酶的活性, 可反映细胞坏死程度。当丧失功能的细胞达到一定数量时, 则器官功能衰竭。

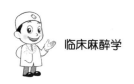
各种休克微循环的变化不完全一致,神经源性休克与过敏性休克,一开始就处于第二阶段的毛细血管和微静脉扩张期,失血性休克第一阶段的微循环收缩期较明显,但若机体对应激的反应能力差,则该阶段历时短暂,很快就转入第二阶段。在临床上各个阶段和变化也不易清楚地划分。

3.体液因子和递质的影响

各种休克及其不同阶段,有多种体液因子和介质发挥不同的作用,一个因子或介质的产生可激发另一个因子或介质的形成,呈系列放大连锁反应(瀑布效应)。

(1)儿茶酚

按休克时交感-肾上腺髓质系统兴奋,刺激儿茶酚胺释放,它是一种代偿机制。在休克早期儿茶酚胺从交感神经的节后纤维丛释放,在休克后期则由肾上腺髓质分泌,低血压是主要的刺激因素,通过压力感受器反射使儿茶酚胺释放。微循环对儿茶酚胺的反应在休克早期很敏感。它增加心率与外周阻力,增高血压,增加心肌收缩力,代偿性增加心排出量。

(2)组胺

它是一种血管扩张胺,由组织中的肥大细胞和血液中的嗜碱性粒细胞、血小板释放出来,感染性休克组胺为正常浓度的20倍。组胺使微循环功能障碍。

(3)寒色脸

它是一种强烈的血管收缩药,由血小板和胃肠器官所释放,也存在于中枢神经系统的神经元中,其血管收缩作用在肺循环中尤为显著,使肺血管阻力增加。静脉注射内毒素后几秒钟5$^-$经色胺浓度大大增加,它的释放以及类似凝血酶原的血浆蛋白因子,肝素可抑制其反应,类固醇可抑制其释放。

(4)前列腺素

前列腺素在休克中既起有利作用,又起有害作用。PGEE,PGI扩张血管并有抗凝作用,PF-a,PGA有收缩血管作用,TXA及LTA有促使血小板聚集,使血管收缩、支气管痉挛。

(5)脑啡肽与内啡肽

脑啡肽主要来自肾上腺位质和交感神经末梢,内啡肽来自垂体,休克时内啡胶在血液的浓度增加。如休克期间交感神经兴奋占优势,内源性阿片肽对其产生抑制作用,使血压下降与心率减慢,纳洛酮能改善休克的血流动力学。

(6)肿瘤坏死因子

它由巨噬细胞,单核细胞、淋巴细胞与血管平滑肌细胞分泌,与细胞特异性受体结合可引起休克。实验动物注入小剂量该因子可引起动脉压下降,动物进入不可逆性休克,并发生广泛急性炎症与毛细血管栓塞,脓毒症病人可测得大量肿瘤坏死因子。

（7）抑制因子(MDF)

主要来自缺血的胰腺组织,由于胰蛋白酶、血管舒缓素和磷脂酶 A 的激活使溶酶体膜破裂释放出 MDF,直接抑制心肌收缩功能,收缩末梢血管和抑制单核巨噬系统。

（8）一氧化氮

也是一种活性很强的自由基,在休克的发病过程中有重要作用。研究表明低容量休克的大鼠及脓毒性休克病人的血浆中亚硝酸盐和硝酸盐含量及 NO 降解产物均增加,同时伴有血管阻力与平均动脉压下降。NO 的作用是损伤内皮细胞,损伤细胞氧代谢、降低血管对去甲肾上腺素的反应性,使血管扩张、抑制心肌收缩性。另一方面,NO 有抑制血小板聚集、抗微血栓及调节血流灌注等作用。

4.弥散性血管内凝血(DIC)

各种休克的后期都发生不同程度的 DIC,凝血因子的激活与血小板聚集是 D1C 发生的病理生理基础。凝血过程包括三个阶段,第一阶段是凝血活酶生成期,该阶段分为内源性(血液)凝血系统与外源性(组织)凝止系统,前者起始于血液中因子 XI 的激活。相缝激活因子 3FI,IK,在血小板 Ca^+ 的参与下,最终形成血浆凝血活酶。剑源性凝血系统是从组织凝血因子激活开始经因子,及 Z^+ 的作用,最终形成组织凝血活酶。血浆凝血活酶与组织凝血活酶者激活 X 因子。第二阶段为凝血酶生成期,两例凝血活醉均可使凝血酶原变为凝血酶。第三阶段是纤维蛋白生成期。凝血酶作用于纤维蛋白原,使其释放纤维蛋白 A 及 F 后形成纤维蛋白单体,进一步形成纤维蛋白聚合体再经 X、Ba 及 Ca^{2+} 的作用,形成稳定的纤维蛋白,标志着凝血过程的完成。正常人体内既有凝血系统,又有抗凝血系统与纤维蛋白溶解系统。其中以纤维蛋白溶解最为重要。血滚中的促凝与抗凝两个系统处于动态平衡状态,使血液保持流动状态。一旦这种平衡被破坏,则发生异常的凝血与出血。

（1）休克中发生 DIC 的动因

创伤使织织释放大量的组织因子,也可以激活因子,使外源性和内源性凝血系统均被激活。若有红细胞破坏,则释放有促凝血作用的红细胞素。细菌毒素、病毒及微生物小体通过损害血管内皮或直接激活凝血因子 XR,还可使血小板聚集并释放血小板脂蛋白,强烈激活内源性凝血系统。内毒素还能激活补体促进凝血。过敏性休克抗原与抗体复合物能引起血小板聚集并释放血小板脂蛋白,也能激活凝血因子。

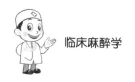
（2）DIC 对休克的影响

DIC 发生后血液中促凝物质增多,毛细血管被微血栓阻塞,血流受阻,加重组织缺血、缺氧与代谢障碍。另外,DIC 消耗了大量的凝血因子与血小板,引起继发性纤维蛋白溶解,释放出大量纤维蛋白降解产物（FDP）。由于纤维蛋白溶解过程较凝血过程为慢,故 DIC 早期 LEI 凝血过程为主,在后期则以纤维蛋白溶解过程为主,呈现出明显的出血倾向,皮肤、黏膜及内脏广泛性出血,穿刺点与伤口难以止住的渗血。所有这些情况使休克进一步恶化,成为难治性或不可逆性。

（3）DIC 的诊断

①临床表现有低血压与广泛性出血;②血小板 <14D×1D9/L;③纤维蛋白原浓度低于 1.5g/L;④凝血酶原时间长于 15s;⑤纤维蛋白降解产物（FDP）20mg/L。

临床诊断时,必须将 DIC 与原发性纤维蛋白溶解亢进行鉴别,后者可由前列腺癌转移,尿路损伤致含有大量尿激酶的尿液进入组织,或因肝硬化不能使循环内纤溶酶原激活物及时被清除而引起这些原发性纤维蛋白溶解疾病无血管内凝血,化验时可见凝血块在试管内溶解速度加快,在 1～2 h 内完全溶解;血小板计数正常;红细胞无碎裂,无可溶性纤维蛋白单体复合物存在,因原发性纤溶亢进是由于单独纤溶酶作用所致。

（二）病理变化

休克期间,机体器官的结构与功能均呈现出不同程度的病理变化,心、肺、肾、脑等重要生命器官的病变,对休克的归转与预后有着至关重要的影响。

1. 休克与心脏

休克时冠状血管供血不足,心肌缺血缺氧与酸中毒,心肌收缩力减弱、心输出量降低、心率增快、心律失常、心肌抑制因子（主要来自缺血的胰腺）使心脏收缩进一步减弱,最后心肌细胞膜、溶酶体破坏、线粒体氧化功能受损,使心脏衰竭。

2. 休克肺

休克肺的病理变化是肺充血、出血、水肿、局部肺萎陷,肺含水量可高达 80% 以上,肺重量比正常人重约 3～4 倍。显微镜检有肺间质水肿,肺泡内充满水肿液,红细胞与白细胞,肺毛细血管充血、偶可见微血栓。时间长可见透明膜形成。电镜检查可见肺因组织出血及间质水肿而呈实变、肺泡壁水肿变厚,内有透明膜与结缔组织附着,肺泡上皮细胞增生肥大,毛细血管内有血栓且含有脂肪顺粒。结果出现肺循环阻力增加,气道压力升高,血液发生静脉掺杂明显,肺泡表面活性物质减少或消失,出现严重的呼吸困难症候群。

3. 休克肾

休克时肾血管痉挛收缩,肾血流减少,肾脏血管进一步收缩,肾小球过滤能力下降。随着缺血缺氧的加重,肾细胞肿胀、坏死、线粒体损害、溶酶体破裂,最终致细胞死亡,肾功能衰竭。

4. 休克与脑水肿

休克时由于缺血缺氧,脑细胞发生变性、肿胀,血管渗透性增大,血浆和小分子物质外渗,细胞内液和细胞外液增多,从而引起脑体积增大,重量增加,形成脑水肿,使颅内压增加以致形成脑病。

三、诊断与治疗

(一)诊断要点

休克的诊断一般不困难,但早期休克常被忽视,因延误诊断而危及病人生命者时有发生,由于休克的原因不同,临床表现也不尽一致,诊断的依据既简单又复杂,这里只简述其诊断要点。

1. 症状与体征

(1)意识与表现

休克早期神志清楚,病人诉口渴、疼痛、呻吟,表情淡漠。随后则出现烦躁不安、焦虑、反应迟钝,最后发生嗜睡、浅昏迷、深昏迷。

(2)皮肤与黏膜

面色苍白、皮肤湿冷、口唇、指甲、趾甲发绀,甲床毛细血管充盈时间大于 1 秒,皮肤黏膜瘀斑与出血点。

(3)脉搏与血压

早期脉搏与血压正常,随休克进展,脉搏细速(120 次/min 以上),血压低于 dz/passkey。

(4)尿量

尿量减少(25 ml/h),最后无尿。

(5)体注

一般无明显变化,有的低于正常,感染性休克常有高热或高热后骤降。

(6)休克指数

脉率与收缩压之比,正常值为 0.5,休克状态该指数 >0。

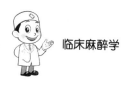

2. 特殊监测

（1）直接动脉压测定

桡动脉或足背动脉直接穿刺置管测压，可连续观察休克低血压动脉变化。

（2）中静脉压（CVP）

正常值 0.588~1.1 kPa（5~12cmHzO），低血容量休克 CVP 降低，心源性休克则增高。

（3）肺动脉楔压（PCWP）

正常值 1.1~1.5 kPa，PCWP 与左房压（LAP）有密切关系，PCWP 较 LAP 高。LAP 较左室舒张末压（LVEDP）高 1.26 kPa，因此，PCWP 可间接反映 LAP 与 LYEDP 即左室功能状态。PCWP2.7 kPa 示左心功能降低，有中度肺水肿，PCWP4 kPa 示心功能严重降低，有重度肺水肿。PCWPC1.1 kPa 示血容量不足，心排出量降低。PCWP 1.6~2.4 kPa 示左心室舒缩功能合适。

（4）心输出量（CO）

休克时 CO 降低，只有正常的 1/2 或更低。（正常值 5~6 L/min）

（5）总外周血管阻力（TPR）

正常值 120~180 kPa（L/s），低容量性休克 TPR 增高，分布性休克则降低。

（6）脉搏氧饱和度（SpO$_2$）

正常值 97% 以上，休克时低于 90%。

（7）总耗氧量

为心脏指数与动静脉血氧分压差的乘积。正常值 150 ml，当 <115 时，提示氧输送严重不正常。

（8）心电图

休克时心率增快，心律不齐，若心肌缺血较重则 ST 段与 T 波均有改变，心翻性休克其心电图变化更具特征。

（二）治疗原则

1. 紧急处理

休克的诊断一确立，必须作紧急处理，包括压迫表浅的外出血部位，迅速建立静脉输液通道，鼻导管给氧，平卧体位下肢抬高 15°~20°，创伤者给予镇静止痛剂，应用升压药防止血压快速下降，避免随意的不必要的搬动病人，做好进一步治疗的准备工作。

2. 病因治疗

消除病因对某些休克是最根本的治疗措施，失血性休克应进行压迫、结扎与手术止血补充血容量。感染性休克应采用手术切除化脓性坏死性组织,充分引流并抗感染。心源性休克应镇静、药物维持心功能及抗心律失常等。过敏性休克应静脉注射 0.1% 肾上腺素 0.3 ~ 0.5 ml,从静脉给予地塞米松 30mg 输液等;高位脊做麻醉休克用升压药(麻黄碱、多巴胺)快速输液,气管插管呼吸支持。

3. 补充容量

除了心源性休克以外,其他各种休克均需快速充分进行扩容治疗。有时需建立两条输液通道或需从大静脉(颈内、大隐静脉)输液,紧急情况下晶胶液无须选择,以后可先用等渗晶体液(乳酸林格氏液),然后再考虑胶体液及血液等。血容量补足的依据为动脉血压与中心静脉压基本正常,尿量 > 30 ml/h,唇色红润。

4. 血管活性药物的应用

血管收缩药物与血管扩张药对休克的治疗是不可缺少的。休克期间尽管儿茶酚胺释放增加血管收缩,但血压仍很低,为了暂时性提高血压保证脑心血流供应,临床上必须使用升压药与输液。在分布性休克由于血管扩张是重要的发病机制,受体兴奋缩血管药的使用最适宜,但使用时间不宜过长,剂量应适当控制,对肾血管收缩剧烈的药物不宜采用。为了保持微循环通畅,在使用血管收缩药后或同时使用适量血管扩张药对休克的治疗取得了良好效果。

5. 纠正酸中毒

休克使组织低灌注常导致严重酸中毒,必须予以纠正,5% 碳酸氢钠具有离解度大,中和酸根能力强,宜首先选用,一般可粗略估计用量,轻度休克成人 400 ml/24h,重度休克 600 ~ 800 ml/24h,酸中毒中和最后产生 CO_2 与 H_2O,所以必须利尿与保持充分的肺通气。

6. 靳疗法的探索与应用

随着对休克认识的深化,在治疗上也有新的进展,在严重感染性休克中。采用抗内毒素单克隆和多克隆抗体,白介素抑制药,肿瘤坏死因子抑制药,免疫球蛋白的应用等,为阻止缺血后 Ca^{2+} 内流,应用 Ca^{2+} 通道阻滞药,为改善细胞代谢、应用 PATRICIA $,氧自由基清除药、TXA:抑制药、溶酶体酶抑制药等。

休克的预后取决于原发病以及能否早期诊断、治疗是否及时正确,并发症能否得到防治。大多数休克的预后是良好的。

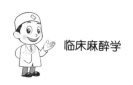

第三节　创伤的病理生理

创伤是指物理因素导致组织连续性破坏的一种严重损伤或外伤。国际创伤麻醉与急救学会将创伤分为 7 类：①车祸；②他杀；③自杀；④坠落伤及跌伤；⑤中毒；⑧溺水；⑦烧伤。也有将辐射伤、虫蛇咬伤等作为创伤的特殊问题，由于围麻醉手术期也存在创伤、失血等因素，手术应激反应与创伤时的病理生理变化有相似之处。

一、创伤的病理生理

（一）有效循环血容量减少

创伤后由于大量失血（伤口出血、内脏破裂、腹膜后血肿等），加之精神紧张、体力消耗、疲劳过度、饥饿、脱水、炎热、寒冷及感染，有效循环血容量骤减而导致休克。损伤组织的分解产物进入血液循环，亦可引起一系列血流动力学变化，剧烈疼痛刺激促使神经反射性血管扩张，全身血液重新分布而使休克加剧。其病理生理变化早期以血液动力改变为主，随后由于组织血液灌流不足可引起缺氧性损害。

早期由于急性血容量不足，静脉回流量减少及心输出量下降。随即出现一系列代偿性反应：①体内生命器官的血管平滑肌具有自动调节功能，在全身有效血容量不足时，使生命器官的血流量仍能保持或接近正常水平；②交感－肾上腺髓质系统和肾素—血管紧张加系统功能亢进：休克早期，血中儿茶酚胺和血管紧张素含量增高，使心肌收缩力加强，小动脉和容量血管收缩，从而使心跳增快，回心血量增多，组织间液渗入血管内增加了循环血量，血液重新分布，某些非生命器官（皮肤、脂肪、肠、胃等）的血管在休克时强烈收缩，以维持不受交感神经控制的生命器官（心、脑）的血液灌流；③抗利尿激素和醛固酮分泌增多，使肾脏排水和排钠减少。

休克持续过久则出现失代偿性反应，引起的缺载性内容主要有：

（1）微循环变化

休克早期微动脉比微静脉收缩强烈。失代偿期血液淤滞于毛细血管内，循环血量减少。此时毛细血管内压力增高，内皮细胞受损，毛细血管通透性增加，使血管内液体外渗，淤滞于组织间隙内。由于红细胞聚集、黏性增加、血流缓慢、血小板和白细胞凝集等，形成微血栓，消耗凝血因子而可能发生弥散性血管内凝血（DIC）。

（2）血管活性物质的作用

组织灌流不足或细胞缺氧时，产生和激活许多血管活性物质，重要的有儿茶酚胺、组胺、经色胺、激肽、前列腺素等，这些物质参与休克的发生与发展。

（3）细胞代谢障碍

细胞缺氧，乳酸堆积，细胞膜的钠泵作用失效，K^+ 外渗，而水及 Na^+ 渗入细胞内使细胞肿胀。细胞内溶醉体释放水解醉，破坏细胞，水解酶进入血液循环，还可激活凝血系统。

（4）器官功能障碍

（二）应激反应

创伤及其各种伴有因素（疼痛、感染、饥饿、情绪紧张等）引起的神经 – 内分泌反应为全身非特异性应激反应，属于防御适应性反应。对应激不能适应是很多疾病产生的决定性因素，在所有疾病中占 75%～90% 与应激机制有关。神经 – 内分泌反应中，以交感 – 肾上腺盈质、下丘脑 – 垂体及肾素 – 血管紧张素 3 个系统的反应最为重要。三者相互协同，共同调节全身代谢及功能，动员机体的代偿适应能力，以保持内环境稳定。

1. 交感 – 肾上腺脸质系统

该系统反应出现最早，损伤达一定程度时，数秒钟内交感神经末梢及肾上腺髓质释放的儿茶酚胺即开始增加。儿茶酚胺发挥以下作用：①调节心血管系统功能，使血液重新支配以保证心脏及脑的血液供应；②直接和间接促进肝脏与肌肉的糖、脂肪分解及酮体生成，为心脏和脑提供充分的能源；③促肾上腺皮质激素（ACTH）糖皮质激素、胰高血糖素、肾素、胃泌素分泌增加，胰岛素分泌减少。而持续过高的儿茶酚胺，会加重组织器官的缺血性损害，如引起应激性胃肠黏膜病变、微循环障碍等。

2. 下丘脑 – 垂体系统

包括下丘脑 – 垂体、前叶 – 肾上腺皮质轴及下丘脑 – 垂体后叶轴的反应。

（1）下丘脑 – 垂体

前叶 – 肾上腺皮质抽反应情绪（如紧张、忧虑）和创伤等应激原的刺激，激发下丘脑分泌促肾上腺激素释放因子（CRF），后者刺激 ACTH 释放，ACTH 使肾上腺皮质分泌皮质醇（糖皮质激素）增多。高水平的糖皮质激素使肌肉蛋白质分解、脂肪动员、糖原异生增加，抑制外周组织利用葡萄糖，使血糖升高；细胞外液渗透压增高，导致细胞内水分滋出细胞外和抗利尿激素分泌增加；保持毛细血管的完整性，减少血浆渗出，由于血管平滑肌对去甲肾上腺素的敏感性增强，使血管紧张性得以维持；保持细胞膜的

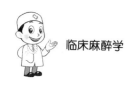

完整性及减少溶酶体酶外漏;可与细胞内皮质醇受体结合,阻抑花生四烯酸的释放,从而减少前列腺素、白三烯、血栓素、缓激肽、组胺的生成和释放;减轻炎性反应及细菌毒素的作用。应激时高水平的 ACTH、血管紧张素、高血钾等可刺激醛固酮分泌增多,促使远端肾小管重吸收钠离子,排出钾离子。

（2）下丘脑－垂体

后叶抽反应下丘脑中视上核、室旁核合成的抗利尿激素,在垂体后叶储存备用。血容量减少刺激心房的容量感受器及颈动脉窦的压力感受器,使垂体后叶的抗利尿激素分泌增多,其次是细胞外液晶体渗透压增高刺激视上核和室旁核的渗透压感受器,以及疼痛、缺氧、情绪紧张等因素使抗利尿激素增加,抗利尿激素释放增多使远端肾小管及集合管水分重吸收增多以补充血容量。抗利尿激素还使内脏血管收缩以维持动脉血压。

3. 肾素－血管紧张素系统

由于交感神经兴奋使儿茶酚胺释放,并通过 α 受体使肾皮质外层的入球小动脉收缩;血容量减少及动脉血压降低使肾动脉灌注压力降低,刺激肾血管感受器而使球旁细胞分泌肾素。肾素作用于血浆中的血管紧张素原使之产生血管紧张素,在转换酶（肺内最多）作用下形成血管紧张素。后者可促进儿茶酚胺、ACTH、皮质醇、抗利尿激素和醛固酮的分泌,使肾血流量及肾小球滤过率减少,致钠水潴留,血钾降低、动脉压恢复和升高。

4. β 内啡肽

来源于垂体前叶细胞,应激时 CRF 刺激垂体前叶细胞合成卜内啡肽,可达正常 5～10 倍。ACTH 和卜内啡肽来自同一前体,两者升高程度相平行。A－OK 内啡肽能促进生长激素、促乳素分泌,有镇痛作用,也有引起血压下降、心率减级等自主神经系统效应。

5. 其他激素的作用

除上述 3 个主要系统外,还有以下反应:

①生长激素反应:失血、组织损伤、饥饿引起低血糖等可促使垂体前叶释放生长激素。生长激素可抑制组织对葡萄糖的利用,促进糖异生及脂肪分解,使血糖升高,促进蛋白质分解,以利于修复期的组织再建。

②胰高血糖素反应:儿茶酚胺可使胰高血糖素增加,后者刺激肝糖原分解、糖异生及脂肪分解,使血糖升高,亦有促使酮体及尿素生成的作用。

③胰岛素反应:应激时胰岛素分泌减少。

④胃泌素变化：儿茶酚胺释放增加可刺激胃泌素分泌。

（三）创伤与免疫

神经、内分泌、免疫和凝血系统等，均参与创伤病理生理过程及应激反应。神经、免疫、内分泌系统间存在着信息交流和相互影响的物质基础。神经内分泌系统通过神经纤维支配某些免疫器官，依靠神经递质和内分泌激素作用于免疫细胞上的相应受体。免疫系统则通过免疫细胞中释放的内分泌激素和细胞因子，对神经内分泌进行调节。创伤后免疫状态的改变有以下表现。

①细胞免疫功能显著减减弱，分泌 IL－2 能力下降，NK 细胞活性下降。相对而言，体液免疫变化不大，但仍可见 B 细胞数量降低，抗体水平减少。

②吞噬细胞功能改变，表现为中性粒细胞和多核吞噬细胞趋化、游走、胞饮及胞内杀菌能力减弱。

③休克后一些免疫炎性介质分泌增多，如肿瘤坏死因子 IL－6 等。

④创伤后继发的免疫功能低下是感染的主要原因。

创伤后抵抗力较低的情况下，易于发生感染。一旦发生感染即引起局部和全身性反应。重度失血性休克复苏成功后仍有相当部分病例又出现脓毒症及多器官功能衰竭（MOF），难以救治。血培养结果表明革兰阴性（G－）菌的菌血症发生率相当高，这是由于严重失血性休克时肠屏障功能受到破坏，肠上皮细胞凋零增加，肠道内细菌穿越肠黏膜经淋巴或血管进入门脉系统，随后进入体循环，造成肠源性感染。重度失血性休克时血循环内各种细胞因子如 TNF，IL－1，IL－2，IL－6 等明显增高，这些体液因子的升高与脓毒症的发生发展过程密切有关，与肝功能受损、单核巨噬系统功能损害也密切有关。严重创伤休克后，血清脂多精结合蛋白（LBP）等升高，使组织细胞对内毒素的敏感性提高数百倍至数千倍。

细胞因子是由不构成内分泌腺的一类细胞所分泌的生物活性或自体活体物质。IL－1 是由活化的单核巨噬细胞、T 细胞、B 细胞、NK 细胞、内皮细胞等多种细胞分泌的细胞因子，也是重要的炎性介质。IL－1 有加强免疫的作用，诱导 T 淋巴细胞分泌 IL－2，促进 B 细胞活化、增殖、促使 B 细胞表面免疫球蛋白受体和补体受体表达，增强 NK 细胞、巨噬细胞的杀伤功能。但是 IL－1 也能引起低血压、心动过速，并与 TNF 协同引起组织损伤，对巨噬细胞、中性粒细胞、淋巴细胞都有趋化作用，增加血管紧张素、胰岛素和生长激素的分泌，从多方面影响创伤和炎症过程。细胞因子在创伤中的作用比较复杂。早期的细胞因子反应是机体炎性反应的一部分，是机体免疫的需要，细胞因子参与包括血流动力学变化、组织炎症、创面愈合、免疫防御、超高代谢以及分

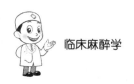

解代谢等病理变化过程。过度的炎症反应,细胞因子的过量产生对免疫系统有损害作用,细胞因子的其他作用:

①内皮损伤:手术、创伤或接触内毒素后,从巨噬细胞、淋巴细胞和网状内皮细胞释放出的 TNF 可以改变内皮屏障功能而增加液体和低分子化合物的血管诊透性,内皮完整性受损可发生在间质液滞留、血容量不足和消耗性凝血病发病之前。

②血液高凝状态及微血栓形成:INF－a、IL－1 可活化凝血系统,造成高凝状态和形成血栓。

③高代谢 zIL－1 多种生物学效应包括刺激 T 细胞,引起厌食和发热,增加肌蛋白水解,激活多形核白细胞,诱导急性期蛋白的产生,在早期急性反应中起关键作用。

(四)全身炎症反应综合征(SIRS)和多器官功能障碍综合征(MODS)

炎症是机体组织对有害刺激物引起的损伤所产生的保护性反应。创伤时多为急性炎症,包括炎性充血、富于蛋白质的血液液体成分渗出和白细胞活动。血液液体成分于炎性充血后开始渗出血管,此后有白蛋白,球蛋白,纤维蛋白原大量渗出,继之白细胞游至血管外。血液中的液体成分渗出血管的原因有三个方面:

①微循环血管通透性增加;

②炎性充血所引起的毛细血管内流体静压升高;

③组织液渗透压升高。其中以血管通透性增加为最重要。

全身炎症反应综合征(SIRS),MOF 与感染有密切关系,但 30 以上有明显临床感染症状的病人手术或尸检没有发现感染灶,临床表现有严重感染的 MOF 病人血培养查不到细菌。为了描述这种现象有人提出 SIRS 的概念。全身感染与 SIRS 在临床上有共同的特点,无论找到明确感染灶与否,它们都由相似的介质引起相似的机体反应。对创伤、感染和休克病人生命构成主要威胁的不一定是原发病所致,而是全身性炎症反应,这种炎症反应是贯穿于 MOF 始终。全身炎症反应一旦引发单个器官功能障碍,就有可能涉及多个器官并进行性加重而导致 MOF。MOF 是全身炎症反应综合征的最严重后果。多器官功能障碍综合征(MODS)的提出可以认为是 MOF 在诊断与治疗上的一个进步。MOF 是一个连续进展的综合征,原发病来势凶猛,如持续休克、严重创伤、严重感染等,器官功能从紊乱到衰竭有一个变化的过程的,早期认识与治疗无疑是有益的。MODS 可认为是 MOF 的前期或可逆期。

1. MOF 的定义

严重创伤、休克、感染等发病 24 h 之后,出现 2 个或 2 个以上器官或系统序贯性渐进性功能衰竭。MOF 过程中发生衰竭的器官不一定是原发病所直接累及的器官,往往是距离较远的器官。原发病与 MOF 的发生存在几天乃至几周的时间间隔,这提示 MOF 是经由血液循环中内源性或外源性因子引起的全身反应过程。

2. MODS 的本质

目前较一致的看法主要是因为血流分布异常和致炎因素作用,机体炎症失控所导致的器官损伤,在创伤、休克或毒性物质(细菌及其产物)等第一期打击后,免疫细胞被激活,产生初期炎症反应;第二期机体产生新的内源性免疫炎症因子(主要是细胞因子),最终导致 MODS。

3. MODS 主要病理变化与细胞因子

炎症失控:各种诱发因素可激活单核巨噬细胞系统及其他炎症细胞,产生 IL,TNF 等细胞因子及化学介质,再通过些介质造成脏器的细胞功能损害,最终导致 MODS。需要强调的是,炎症介质多具有双重作用,即正常的炎症反应对机体有益,而过度加强并失控的炎症反应对机体有害。

微循环功能障碍:过度的炎症反应可作用于微血管内皮细胞。TNF 使具有抗凝特性的内皮细胞表面变成促凝,释放内皮—淋巴细胞黏附分子,与 TNF 协同作用于内皮和外周血单核细胞,促进二者黏附,导致血栓形成,甚至 DIC。据认为各种诱发因素导致 MODS 的共同途径内皮细胞与白细胞发生黏附。细胞因子在微循环障碍中可能起着重要作用。

肠黏膜屏障功能的破坏:肠道作为严重创伤后 MODS 的始动器官已得到较多实验的支持。肠道实际上也是一免疫器官。在休克期,肠道免疫细胞能加强细胞因子的表达,即使不发生细菌移位,也能生成多种炎症细胞因子。在 MODS 发生的多个因素中,肠道为炎症反应提供了另一来源。在这一点上,肠道的作用与细胞因子作用相互重。

(五)创伤的代谢反应

应激的代谢变化特点是分解加强,合成减弱。体温增高,代谢率增高 10% ～ 12%;严重感染、大手术、长骨骨折和大面积创伤,代谢率增高 10% ～30%,

1. 精代谢

早期常出现高血糖,甚至糖尿。这是由于交感神经兴奋和儿茶酚胺、高血糖素、皮质醇、生长激素等分泌增多,胰岛素分泌下降或胰岛素作用受抑制所致。高血糖为脑组织提供了充分的能量,对伤员早期存活有利。也有利于机体对休克的耐受性。当出现严重休克或败血症时,可呈现低血糖。这是危重的征象。

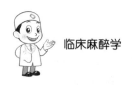

2. 脂肪代谢

严重创伤后机体耗能的 75% ~90% 来自脂肪酸的氧化和脂肪酸进入肝脏合成脂蛋白和酮体供外周组织利用。创伤引起的儿茶酚胺、高血糖素、ACTH、生成激素等分泌增多,在皮质醇的协同下,产生"脂动员"。

3. 蛋白质代谢

严重创伤后蛋白质分解代谢显著增强,合成代谢受抑制。即使伤后摄入大量蛋白质,仍会发生负氮平衡。每日尿氮排出量可达 305 鲍,为正常排出量的 2~3 倍。尿氮排出量增高在受伤后很快出现,1 周左右达高峰。一般负氮平衡几天内恢复,伤后血浆蛋白的质与量也发生改变,白蛋白合成速度明显增高,但由于受伤部位有大量白蛋白进入血管外的渗出液中,故血浆白蛋白含量常下降。创伤可引起血浆急性相反应蛋白含量明显增高,如纤维蛋白原、结合珠蛋白。酸性糖蛋白、抗胰蛋白酶等。正常血浆中不出现的 C 反应蛋白在受伤后数小时即可出现,并在 1~2 天内达到高峰。

4. 水和电解质平衡

严重创伤由于大量体液可移入组织间隙,引起局部水肿和血浆容量下降。随着炎症反应的减轻和消失,体液分布恢复到原有状态,伤后抗利尿激素与醛固酮分泌增高,出现水钠潴留,尿量减少,尿比重增高,尿钠排出量明显下降。当高水平激素分泌持续数天逐渐恢复正常后,病人可出现明显的利尿,伤后尿钾排出明显增高主要是由于肌肉组织的蛋白质分解,醛固酮分泌增强也可刺激钾的排出。由于钾的排出增加,虽有大量细胞内钾转移到血浆,而血钾增高并不明显。

(六)创伤与器官系统病理生理变化

严重创伤时,由于致伤因素对机体的伤害,破坏了机体内环境的稳定,在引起全身应激反应的同时,各系统器官也随之发生一系列功能、病理生理方面的改变,包括循环、呼吸、泌尿和消化等系统内脏发生的多种反应。

1. 循环系统反应

伤后即出现心血管系统功能改变,一般先出现暂时的血液动力不平衡,随后因心血管系统代偿调节而恢复正常,若创伤严重或代偿不足则可引起休克、心力衰竭及其他心功能异常。失血总量为体重 20% ~30% 以内,由于代偿作用,动脉收缩压尚可维持正常,若血容量迅速减少到此水平或继续减少就会引起低血压,

体循环改变早期儿茶酚胺释放增加,作用于肾上腺素能受体,使外周阻力血管(小动脉、微动脉、毛细血管前括约肌)及容量血管(静脉、小静脉)收缩,皮肤、胃肠道、肝、脾、肾(有时伴有骨骼肌)的血流量减少,微血管缺血。此时毛细血管静水压力降

低,有利于组织间隙进入毛细血管内。起到"自身输液"作用,可补充丧失血容量的20%～25%,并使血液稀释。儿茶酚胺还作用于肾上腺素能受体,使心率加快,收缩力加强,心输出量增加。件受体兴奋,创伤或炎症区形成的级激脆等的作用,使动静脉吻合支开放及分流量增大,也可增加回心血量和心输出量。通过以上调节,使动脉血压维持或恢复正常。有时因舒张压相对较高而脉压缩小,中心静脉压基本正常。冠状动脉及脑血管受多种因素调节,而受交感神经及去甲肾上腺素的直接影响甚小,此时,心脏及脑的血管仍处于舒张状态,保证了心脏及脑的血液供应。血管紧张素、抗利尿激素、皮质醇及醛固酮增多也参与维持血管紧张度及血容量的代偿性调节。严重和持久的微血管收缩,因组织缺氧及酸中毒加重而转变为瘀血扩张状态,有效循环血量减少。

肺循环改变常伴有肺循环阻力增加,肺动脉压增高。单纯失血及失血性休克时,肺动脉压一般不增高,甚至可降低。肺动脉压增高可使闭合的肺毛细血管开放及血流量增加,有利于与增加的通气量保持正常比例。但肺动脉压增高使肺微血管未收缩区域的毛细血管压力增高,成为诱发肺水肿的因素,促使闭合的动静脉吻合支开放,增加分流血量及静脉血掺杂;增加右心室的压力负荷并导致右心功能不全。肺小静脉收缩可引起肺癖血、肺毛细血管压力增高及水分滤出增加,肺淋巴流量增多,若伴有体静脉回心血量增加、输液量大或速度过快,均可加重上述改变并促成肺间质水肿或肺泡水肿。并发肺部 DIC、肺感染、败血症、广泛肺栓塞时,肺循环阻力增加、肺动脉高压及肺微循环障碍更趋严重,肺动静脉分流量增大,肺毛细血管通透性增加,可发展为"休克肺"或创伤后"急性呼吸窘迫综合征"(ARDS)。

2. 呼吸系统反应

早期常有过度通气,情绪紧张、疼痛、失血、动脉血压降低、缺氧及酸血症等反射性引起呼吸中枢兴奋所致。呼吸增强可增加氧气吸入并呼出过多的二氧化碳,防止或减轻酸中毒。使胸腔负压增大,有利于静脉血回流并增加心输出量,使肺泡充分扩张,有助于防止肺不张等。但严重或持久的过度通气也会引起呼吸性碱中毒及低碳酸血症,使缄合血红蛋白解离曲线左移,导致组织缺氧,低碳酸血症使脑血管收缩、供血减少,加重脑缺氧。儿茶阶胶大量释放、肺动脉高压及肺微循环障碍等可使肺动静脉吻合支开放增加,部分静脉血未经肺泡进行气体交换而与动脉血混合,称为解剖性分流。肺泡通气量减少而肺血流相对正常或增多(如肺泡水肿或肺实变),二者的比例低于正常的 0.5 时,流经该区域的混合静脉血不能充分氧合而汇入动脉血,称为功能性分流。解剖性或功能性分流都使静脉血珍杂增加,Pao_2 显著降低,但动静脉分流常为区域性,对二氧化碳排出影响甚小,故 $Pa、Co_2$ 一般不增加。

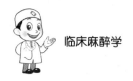

3. 泌尿系统反应

轻度创伤和失血,肾血流量及肾小球滤过率(GFR)可维持正常,这是由于肾动脉灌注压轻度降低使入球小动脉代偿性扩张,因而维持了肾血流量。儿茶酚胺释放增多,肾动脉灌注压明显降低,两者均可刺激肾素 – 血管紧张素系统并使肾皮质外层的肾小球血流减少,入球小动脉及出球小动脉收缩,肾血管阻力明显增高,肾血流量及GFR可减少至正常的一半左右,但肾小管结构及功能尚未受到明显损害。肾位质高渗区浓缩尿的能力仍可维持,加之抗利尿激素及醛固酮分泌增多,肾小管重吸收钠水增加等,因而出现"肾前性"或"功能性"少尿,尿钠减少,尿渗透压较高。严重休克时,心输出量明显减少,肾血流量锐减,肾皮质外层的肾小球严重缺血,入球小动脉高度收缩,肾血管阻力进一步增高,GFR 显著减少。肾小管上皮细胞因缺血、缺氧严重而变性、坏死并丧失主动重吸收功能。部分原尿可从肾小管破损处进入肾间质及血流,有时还有管型阻塞肾小管。由于肾皮质外层的血流减少,流经肾位质区直小血管的血量增多、血流加快,从盆质区带走较多的 Na^+、Cl^-,故髓质高渗区难以形成,尿浓缩功能降低。以上改变构成急性肾功能衰竭的病理基础,出现少尿、尿钠增多、尿渗透性低或为等渗、酸中毒、高血钾、氮质血症及尿毒症等。

4. 消化系统反应

伤后常出现消化功能紊乱,胃肠运动减弱,消化液分泌减少,食欲减低,消化能力减弱、呕吐、腹胀、腹泻或便秘,其原因是交感神经兴奋,尤其是消化道、腹膜腔损伤、感染及手术操作直接刺激局部交感神经丛,导致胃肠功能障碍,甚至引起无力性肠麻痹,应激可引起胃肠道微循环障碍,使胃肠壁缺血、疾血、水肿、出血、黏膜糜烂或形成溃疡,从而加重胃肠功能紊乱。肠道内的腐败及发酵过程增加,加上缺氧所造成的肠屏障功能、肝解毒功能及单核巨噬系统吞噬功能降低,肠道毒性代谢产物及细菌、内毒素容易进入全身血液循环,引起中毒症状和败血症,致使休克加重。

5. 肝脏代谢改变

应激引起肝脏代谢改变,严重时肝脏微循环障碍及缺氧导致肝结构损害及功能不全。氧化酶系统可发生障碍,有氧代谢能力减弱,高能贮备缺乏,血氨增加,血清谷草转氨酶增加,凝血阵原时间延长,纤维蛋白原减少,有时出现黄疸和血清胆红素增加,并可因血肿、感染及其他原因引起的溶血而加重。肝解毒功能及单核巨噬系统吞噬功能降低,还可使活化的凝血因子及凝血酶等不易清除。

6. 胰腺功能改变

胰腺功能改变主要是胰高血糖素分泌增多而胰岛素分泌减少。由于胰腺缺血及溶酶体酶的作用,产生一种称为心肌抑制因子(MDF)的肽类物质,具有降低心肌收缩力、促使内脏血管收缩及抑制网状内皮系统功能的作用,可能是导致心功能不全及加重休克的有害因素。

二、手术和麻醉的应激反应

麻醉与手术刺激也是应激原,尤其是大手术对机体的刺激十分强烈,引起的应激反应更为明显。麻醉药物和操作亦为应激原,而完善平稳的麻醉能减轻手术应激反应的不良影响。所有应激反应的神经 – 内分泌变化都是一致的,仅有程度上的区别。由于应激反应的强弱和持续时间不同,应激反应对机体的影响也不同。应激反应本为保护机体的防御性机制,但反应过强或持续过久,反而使应激机制趋向衰竭,导致应激性溃疡、DIC、MOF 等严重后果。

(一)手术和麻醉中的刺激因素

围术期应激反应机制复杂,受多种因素影响,因人而异,应酌情对待采用调控措施,把应激反应调控于最适强度,调控应激反应的措施对反应代偿功能低下者应予提高并维持到最适反应强度;对反应过度者应加以控制,防止其对机体的有害作用。

1. 手术前的心理应激

手术前多数病人由于对手术和麻醉的恐惧、焦虑等心理应激,已使应激激素分泌增多,尤其是儿茶阶段浓度增高使血压升高,心肌耗氧量增加,此时进行麻酶诱导及手术刺激将进一步增加心肌耗氧量,使心血管意外增加,不利于围术期维持稳定的循环状态。术前访视是控制术前应激的良好措施之一,向病人介绍麻醉实施方案及安全措施,可消除病人对麻醉和手术的顾虑,增强信心,主动配合麻醉手术的要求;麻醉前适当用药有助于稳定病人情绪,控制术前心理应激。

2. 麻醉药物

使用吗啡后血浆肾上腺素增高,去甲肾上腺素下降,血糖升高,有抗利尿作用。巴比妥类药对下丘脑、垂体、肾上腺等有抑制作用,血糖可增加,机体代谢率下降,还可增强肝细胞微粒体药物代谢酶的活性,使激素、洋地黄、抗凝药等的代谢速率加快。硫喷妥钠可降低氧耗量,对血糖浓度影响不大。术前应用地西泮(安定)可使血浆皮质醇减少。氟呢利多等有 a$^-$肾上腺素能受体轻度阻滞作用。氟烷可降低各器官的氧耗量,抑制糖原分解的各种酶,这种抑制作用与吸入浓度有关,低浓度的氟烷能增加脂肪分解,高浓度时作用相反。氛烷可抑制 ATP 酶,影响 ATP 产生,抑制交感 – 肾上腺系统的反应,而血糖不升高。甲氧氟烷麻醉时血浆生长激素和抗利尿激素含量增高。恩

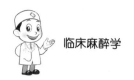

氟烷麻醉时,ACTH 甲状腺素水平不变,醛固酮升高,儿茶酚胶降低,对皮质激素、胰岛素、ACTH、生长激素、抗利尿激素以及血糖浓度均无影响。异氟烷对血糖浓度影响不明显。氧化亚氮对代谢及内分泌系统均无影响。肌肉松弛药对血浆皮质醇浓度无明显影响。

3.麻醉方法

(1)区域胆滞与应激

无手术刺激时,区域阻滞较全身麻醉应激反应小,硬膜外麻醉后应激激素无显著意义升高。手术刺激时,硬膜外麻醉对上腹部手术的应激不能有效控制。血中儿茶酚胺、生长激素及泌乳素升至麻醉前的 2~3 倍。这是因为硬膜外麻醉虽能阻断脊神经传导,但无法有效控制内脏牵拉反应,高平面阻滞也不能完全消除有害刺激的传入。因此,上腹部手术应给予强化药。近来对上腹部手术用全身麻醉加硬膜外麻醉,既便于呼吸管理又能阻断有害刺激的传入。椎管内麻醉可以防止 ACTH、皮质醇、生长激素和儿茶酚胺增加,部分限制抗利尿激素分泌,交感神经阻滞使肾上腺素减少,甲状腺功能抑制,血糖则无变化。

(2)全身麻醉对手术应激的影响

仅用硫喷妥钠、琥珀胆碱作气管插管可致血压增高、心率增快、甚至严重心律失常,其原因就是交感异常兴奋,用阻滞剂或加深麻醉可减轻心血管系统副反应,也有认为此时的应激反应主要由操作刺激及迷走反射而引起,应用抗胆碱能药物。但无论各阻滞药或抗胆碱能药物均不能有效阻止应激反应发生。应激时除儿茶酚胺升高外,内啡肽,ACTH,生长激素、皮质醇、醛固酮等大量分泌,除心血管系统反应外,对免疫、内分泌及代谢均有不同程度影响,有人提出用大剂量阿片类药抑制中枢有害反射的建立,如5.74g/kg芬太尼能显著减少血浆内啡肽、ACTH 等分泌。利多卡因具有中枢镇静、降低轴突传递速度和对心血管系统的直接稳定作用,用于喉头喷雾能有效地阻止伤害刺激的传入,减轻气管插管引起的应激反应。吸入 0.5% ~1% 氟烷 34 min 后,血浆终内啡肽、泌乳素明显上升。术中血浆儿茶酚胶、内啡肽、皮质醇的升高主要由于手术刺激,与麻醉深度有关,镇痛药对降低应激激素均有较好作用。吸入麻酶诱导时皮质醇浓度升高可能与操作刺激有关。含氟类吸入麻醉药对手术刺激所致的应激激素升高抑制作用较小。

(3)术后恢复与镇痛

术后恢复期机体的应激反应最强烈,血浆肾上腺素,去甲肾上腺素水平可为诱导期的2倍。意识恢复,伤口剧疼使机体应激反应急剧上升,因此术后镇痛十分重要。

椎管内给予吗啡等镇痛药具有药量小维持时间长等优点,已广为应用。

(4)低温

低温时肾上腺皮质功能受到抑制,血浆去甲肾上腺素和肾上腺素均降低,复温后恢复正常。甲状腺功能在降温开始有亢进现象,随体温下降而受到抑制。低温时胰腺功能受到抑制,胰岛素分泌减少,血糖和乳酸增高。

(5)低血氧

低血氧症时垂体分泌的 ACTH 使血浆皮质醇浓度升高,呼吸性酸中毒时也有同样倾向。

4. 手术刺激

特别是一些较大的手术,可引起比麻醉更为显著的应激反应。

(1)手术创口出血

失血时机体的应激主要表现为交感神经兴奋,暂时地减少比较不重要组织(如骨骼肌)的血液供应,以使生命攸关的器官(如心、脑)能得到充分的血液供应。但在较大的手术中,如急性出血占全血量较多时,即使机体充分发挥代偿功能,仍不能维持一定水平的平均脉压及重要组织必需的灌流量。此时,则可能发生失血性休克。当急性失血量超过循环血量的一半时,即可导致死亡。伴有贫血、蛋白质缺乏、脱水、营养不良和慢性呕吐的病人更易发生代偿不足,只要有较小量的出血,就可能造成严重后果。

(2)手术性休克

手术时急性大失血可引起失血性休克;手术前过于紧张,对手术有疑虑,术中镇痛不充分,内脏受强烈的牵拉以及过久地暴露,过多地触摸特别敏感的组织(如腹膜、胸膜、中枢神经系统、交感神经链上部、迷走神经、肺门和靠近心脏的大血管等),均可造成神经性休克。全身麻醉时由于药物对心肌的抑制作用,可能造成心输出量减低和血压下降;硬膜外麻醉或高位脊神经阻滞,可以阻断心脏的交感神经反射,引起心动过缓和心收缩力减弱,导致心输出量的急剧下降,结果可发生心源性休克,尤其是原有心脏疾患的病人更易发生。

总之,手术期间机体代谢的变化过程中,创伤和疾病本身以及手术操作的刺激所产生的影响是主要的,麻醉及麻醉药物的影响较轻微,作用短暂而且具有可逆性。

(二)手术应激反应

手术应激反应时神经内分泌的变化:手术应激反应主要表现为交感神经兴奋和很多激素参与。在手术后 2~4 h 皮质醇水平逐步升高。没有并发症的病人,术后 4 h 血浆皮质醇的水平可恢复至正常。肾上腺功能过低的病人对各种刺激的抵抗力也显著

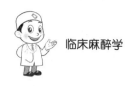

降低。因此，术后血中皮质醇增多，对提高抵抗力、减少术后并发症都具有重要的意义。

1. 抗利尿激素

低血容量、低血压使抗利尿激素增加，甘露醇或高血钠使抗利尿激素释放，恶心通过中枢多巴胺机制诱发抗利尿激素释放。应激因素一般通过上述机制间接诱发抗利尿激素释放。麻醉诱导期如能避免低血压，抗利尿激素浓度变化很小，插管时可轻度升高，维持期恢复正常。麻醉性镇痛药对抗利尿激素无影响。手术操作可使抗利尿激素升高，深麻醉使之减轻，CPB 常致抗利尿激素升高。术后 2 - 3 天恢复正常。

2. 肾上腺素 - 血管紧张素系统

肾内压力感受器压力低时释放多，肾上腺素能兴奋时释放，高血钾使肾素释放。肾上腺素能兴奋时抑制。吸入麻醉下血浆肾素活性增高，巴比妥麻醉时也升高，不予手术可逐渐回复，一旦手术又要升高，输注晶体液使之减弱甚至停止。血压正常者芬太尼麻醉下血浆肾素水平并不升高，吗啡麻醉下增高 3 ~ 4 倍，醛固酮在吗啡麻醉下切皮后可升高 2 倍。

3. 内派性阿片肽

属于神经肽的一种，吸入麻醉可能通过阻断手术应激而致内啡肽释放减少。手术应激使血浆内啡肽显著升高，气管插管和机械通气可使血浆内啡肽升高。有人提出可以测定血浆内啡肽作为判断麻醉时应激反应的客观指标，并以此衡量麻醉方法、药物及剂量选择对应激反应的控制。缺氧、酸中毒时血浆内啡肽升高。血浆肾素和去甲肾上腺素升高时血浆内啡肽升高。

4. 儿茶酚胺

吸入氟烷时血浆去甲肾上腺素升高，气管插管促进 NE 释放，随氟烷、恩氟烷浓度升高血中 NE 降低，异氟烷气管插管时肾上腺素升高。小剂量芬太尼对儿茶酚胺上升的抑制作用不明显。阿芬太尼和苏芬太尼在体外循环中均不能防止儿茶酚胺升高。高龄病人胸段硬膜外麻醉血中 NE 减少。

脊椎麻醉也抑制血中儿茶酚胺上升，降压本身可刺激交感神经系统。气管插管，切皮，牵拉腹膜等强刺激时 ACTH 显著增高。

5. 皮质醇

吸入麻醉时血中皮质醇浓度无变化，手术刺激时则增高。硫喷妥钠和丙泊酚使血浆皮质醇下降。麻醉对肾上腺皮质功能影响较小，硝酸甘油等控制性降压时 ACTH、皮质醇浓度不受影响。

（三）围术期应激调控

用一定的药物或麻醉技术可有效地控制有害的应激反应。阻滞手术创伤上行性传导,是控制应激反应的较佳选择,但并非所有手术都能施行有效的区域阻滞,况且区域阻滞病人术中心理应激和迷走神经反射存在,影响区域阻滞有效控制的可靠性。全凭静脉复合麻醉和某些吸入全身麻醉并不能减轻应激激素的分泌。全麻加硬膜外阻滞及术后镇痛联合应用都可作为控制有害应激的手段。麻醉性镇痛药激活阿片受体有益于控制应激反应。外周受体阻滞药物可阻滞外周受体与中枢神经系统的输入和输出,使之基本保持稳定,许多麻醉技术亦能减弱应激反应。有报道指出,大剂量阿片类药或其他降低围术期应激反应的方法,可改善预后。

对于肿瘤、药物、创伤等致某些神经内分泌功能不足者(如肾上腺皮质、垂体、甲状腺等功能不全),宜用相应激素替代治疗,提高应激反应能力,保障机体安全。围术期常用药物如吗啡、巴比妥类、肾上腺素。受体阻滞药有抑制应激反应的作用,对这些病人应避免使用;对正常人使用也应防止其过度抑制应激反应能力。改善机体器官功能,维持良好代谢状态是提高应激能力的重要基础,应予高度重视。

（四）围术期应激对机体影响和应激失控

1. 血浆生化成分的改变

除应激反应中起主要作用的神经内分泌系统所产生的激素外,机体还通过免疫系统和凝血系统的激活而生成许多介质性物质,补体、前列腺素、5-色胺、激肤、组胺、细胞因子等在创伤区域的炎症反应中起着重要作用,又都具有全身性作用。在提高免疫能力和维持细胞的正常功能方面有重要作用。补体浓度低于正常值的50%时,创伤或感染的病死率可高达80%。巨噬细胞在应激反应中可分泌许多介质以增强机体防御机制,如 IL-1、TNF 等,在创伤、感染的急相代谢反应中发挥明显的作用。

2. 凝血及纤溶功能

机体受损伤时,局部血管立即收缩以控制出血,损伤的血管内皮细胞下的胶原纤维暴磷,引起血小板黏附,释放 ADP、血栓素 AZ 等物质,使更多的血小板发生聚集而形成血小板栓子。受损血管内皮细胞下的胶原纤维或其他组织,也同时激活血浆内的凝血因子,使纤维蛋白原转为成纤维蛋白。为了保证血管内血液的流动性,机体内凝血与纤溶等蛋白酶系统必须保持生理平衡,手术创伤后,血凝加速、纤维蛋白原增多,血小板凝聚性增强,易发生血液凝聚,这对创面的自然止血和愈合都是很有利的,但又易于发生血栓形成、栓塞,甚至会出现 DIC。

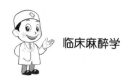

3. 消化道的出血和溃疡

胃肠黏膜急性出血、糜烂和溃疡是应激反应的一个典型变化,急性应激性胃溃疡是大手术后最常见的并发症。这些溃疡通常较为浅表性,当应激原消失后,一般在术后几天即可愈合。

4. 肾功能和水、电解质平衡的改变

健康肾脏具有很强的适应能力,能把体内过量的水、电解质排出体外,但手术时由于交感神经兴奋,可致外周血管收缩和肾血流量减少,醛固酮和抗利尿激素分泌增多可促进水、钠重吸收,均可造成少尿和水钠潴留。此时如不控制进水量可造成水中毒。少尿是术后急性肾功能衰竭的一种表现,应特别注意。

5. 手术后糖、脂肪、蛋白质的代谢

与创伤应激后的代谢改变相似,糖原增强和糖原异生增多,可发生手术后高血糖、糖尿,但术后补充葡萄糖仍属必要,其目的在于减少蛋白质和脂肪的消耗。此外,由于手术应激使促进分解代谢的激素如皮质醇、肾上腺素及生长激素等的分泌增多,胰岛素相对不足。故有人建议在输入葡萄糖时加入适量的胰岛素。

6. 免疫功能

在手术应激反应时细胞免疫功能和单核—巨噬细胞系统的吞噬功能都是降低的。外科手术还可使恶性肿瘤病人外周血中的肿瘤细胞数目增多,促进肿瘤的转移,这和手术应激引起的单核—巨噬细胞系统的功能降低似有一定的关系。外科大手术后病人的抵抗力降低,容易发生感染。

第四章 麻醉药理学

第一节 药效动力学

一、药物的量－效关系

量－效关系是从量的角度阐明药物作用的规律性,即在一剂量范围内,随药物剂量或浓度的增减,其药物的效应也相应增减,这种关系称为量效关系。量效关系常用图解说明,以对数剂量为横坐标,纵坐标表示效应量,通常可绘制出一条两端基本对称的 S 形曲线,称为量－效曲线。如改用对数剂量,则像 S 型接近对称。如再经统计学处理(效应改为概率单位)则变为直线关系。在量－效关系曲线中,能引起药理效应的最小剂量叫作最小有效量或阈剂量。

任何一种药物的量效关系都具有 4 个特征性的变量:效价强度、最大效应、斜率及生物学差异。效价强度是达到一定效应量的相对剂量。一般是以标准品和被检品之间等效剂量的比值表示。最大效应,又称效能,是指药物引起最大效应的能力。能引起同一药理效应的药物,它们的效能和效价强度各不相同。因此,不讲条件,只按一个标准评价某药比另药强若干倍很容易造成误解。斜率,常采用量－效曲线直线化后的斜率,它反映最大效应与最小效应之间的距离。斜率大(陡),此距离小,说明阈剂量与引起最大效应剂量间的差异较短,较小剂量变化即可引起较大的效应变化,此类药物容易引起中毒反应,即安全范围小。因量－效曲线是用每组若干动物所得实验结果取平均值绘出的曲线,与个体动物实验结果虽然近似,但不完全相同。甚至同一个体

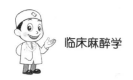

在不同的时间内对于同一药物的反应也可能是不同等,此即生物学差异。在统计学上,常用加减一个标准差表示个体差异范围,可在同一效曲线上的任何一个点用括号标示,纵括号表示同一剂量在不同动物引起药理效应强度差异的范围,横括号表示要引起同等药理效应强度在不同动物个体所需剂量的差异。

量反应和质反应以数或量分级表示药理效应强度时,称为量反应,如心率、血压、排钠量等。不以数值表示而以有或无,阴性或阳性等表示者,称质反应,例如生存或死亡、惊厥或不惊厥等。质反应量-效曲线的横坐标同样采用对数剂量,而纵坐标则用阳性反应发生频数,为常态曲线分布。如改用累加阳性频数为纵坐标也能得到标准S型量-效曲线。量反应和质反应的量-效曲线反映了药物作用的量变与质变的规律性。在质反应量-效曲线中出现半数有效量(ED3Q),系指引起一半实验动物阳性反应的剂量。半数死亡量(LDSA),系指引起一半实验动物死亡的剂量LD与EDS的比值为治疗指数。其意义在于指出该药的安全性,治疗指数越大,药物的安全性也越大。以LDSA/EDS比值表示的药物安全性仅适用于治疗效应与致死效应的量-效曲线相互平行的药物。对治疗效应与致死效应的量-效曲线不平行的药物,则应参考EDS和LDSA,也有用EDS和LD的比值代表安全范围,即安全范围-LD/EDS,临床用药有严格的剂量限制,根据剂量大小与药效关系通常依次分为最小有效剂量、常用量和极量。极量是由国家药典明确规定的限量,超过极量就有中毒的可能,具有法律意义。常用量或治疗量是临床常用的有效剂量范围,适用于大多数人,但影响药物作用的因素很多,常需进行适当调整。

二、时效关系

从给药开始,到效应出现,效应达高峰,效应消失,直至药物从机体内全部消除,经历一段或长或短的时间过程称为时效关系。在临床上常用时效曲线来表达时效关系,从曲线中不难理解,可把时效关系分为3期:从给药开始到效应出现为潜伏期,主要反映药物吸收的过程,静脉注射时一般没有潜伏期;从效应出现到效应消失为持续期,其中包括效应达高峰的高峰期;从效应消失到体内药物完全消除尚需一段时间称为残留期,此期内,残留体内的药物虽无效应,但对随后用药有影响。时效关系的持续期是药物维持最小有效浓度或维持基本疗效的时间,其长短取决于药物吸收及消除速度,半衰期可分为血浆半衰期及生物半衰期,前者是指药物的血浓度下降一半的时间,其长短在多数情况下与原血浆药物浓度无关,它反映药物在体内消除(包括排泄、生物转化及储存)的速度。后者是指药物效应下降一半的时间。残留期虽与排泄级慢有关,但在多数情况下反映了药物在体内形成储存,虽然血药浓度不高。体内储存量却不一定少,在反复用药时易致蓄积中毒。

三、构效关系

药物除少数是由其物理性能发挥作用以外,大多数药物的药理作用取决于它们的化学结构,包括其基本骨架、立体结构、活性基团及其侧链性质等。化学构型的专一性就形成了某种药物的特异性和选择性,这就是药物的结构—效应关系(简称构效关系),也就是药物作用特异性的物质基础。药物必须与其作用物结合才能产生生物效应。这种结合能力就叫作亲和力(affinity),如果能进一步引起机体反应叫作效应力(efficacy)或内在活性(Intrinsic Activity)。作用物主要是指受体酶,但也包括载体、生物膜、蛋白质等机体的大分子物质。药物与作用物形成复合体并能产生药理效应,即药物兼具亲和力和效应力,则此药可称为激动药(Against),又称兴奋药、促效药等;药物与作用物有亲和力但不产生效应者,称为对抗药或拮抗药(antagonist),因其虽不能引起效应却阻断了激动药的作用,所以又称阻滞药(Blocking Agent)。有些药物具有较强亲和力却仅有微弱效应力,当其单独作用时呈现较弱的激动作用,而当另有激动药存在时则呈现对抗作用,这种药叫部分激动药(Partial Against),如烯丙吗啡。化学结构非常近似的药物常能与同一受体结合,引起相似作用的即称为拟似药,引起相反作用者即为拮抗药,例如,氨甲胆碱、毒草碱都具有拟胆碱作用,而澳丙胺太林(普鲁本辛)则为抗化学结构完全相同的光学异构体,作用可以完全不相同,多数药物左旋体具有药理作用而右旋体则无作用。也有少数右旋药物的药理活性较强的情况。药物作用的性质虽然取决于基本骨架的结构,但侧链也常影响其作用的量,侧链逐渐加长可使作用逐渐增加或减少,在到达一定限度后则作用向相反的方向转变或出现新的作用。这种同系物从量变到质变的现象是药物构效关系中的普遍规律。

药物与作用物或细胞成分的结合必然涉及药物分子上的特异性化学基团,这些基团也常按某特异的空间关系进行排列。因此,药物与细胞成分间能否形成共价键、配价键或氢键,就取决于药物的功能基团,结合作用部位之间距离的变化,局部电荷的强弱,都直接影响静电引力或范德华引力的强弱。所以,构效关系中有关药靶关系的分析以及探索其间的定量关系,都是药效动力学的重要课题。

四、受体学说

如果说药物作用是指药物与机体间第一步反应的话,那么受体就是指首先与药物直接发生反应的化学基团。受体学说是在亚细胞或分子水平阐明药物作用机制的一

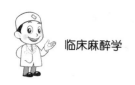

种理论,按受体类型进行药物分类将有助于掌握药物的作用规律。利用受体学说还可解释临床用药方面所产生的某些现象,并提出一些值得重视的问题。

(一)受体的性质

(1)灵敏度高

只要很低浓度的药物,能产生显著的效应,说明特异性药物具有高度的选择性。

(2)选择性强

引起某一类型受体兴奋反应的化学药物结构要很相似,不同光学异构体的反应可以完全不同或消失。激动药的选择性强于阻断药。同系化合物往往表现出明显的构效关系。

特异性药物的作用不但对结构有严格的要求,而且还有赖于立体构型,例如左旋肾上腺素的作用为右旋的12倍。有的药物构型改变后,作用完全消失,例如左旋伪麻黄碱为麻黄喊的立体异构体,但无升高血压的作用。

(3)反应的专一性大

同一类型的激动药与同一类型的受体结合时产生的效应相似。关于药物与受体结合后如何激发效应,肾上腺素 p 受体是以 CAMP 为第二信使引起一系列生化过程效应。乙酰胆碱激活 M 胆碱受体后,钙通道开放,Ca^+ 流入细胞与钙调蛋白结合,激活蛋白激酶而引起生理或药理效应,M 受体和肾上腺素受体激活时,磷脂酰肌酐的水解代谢产物三磷酸肌酐和二酰甘油是第二信使,并能引起 Ca^+ 的增加,Ca^+ 为第三信使。在 M 受体激活后也引起 GMP 增加,说明受体也与尿昔酸环化酶偶联。

(二)药物-受体的结合及结合后的效应

受体与药物间的结合首先具有特异性亲和力。这种结合是通过分子间的吸引力(范德华键)、氢键、离子键或共价键与受体的琉基、胶基、氨基等活性基团相结合的,符合质量作用定律。药物与受体结合只是第一步反应,反应产物再激活另一步反应,这样就使反应的范围扩大,速度加快,此即受体反应灵敏度高的原因。药物与受体的结合可能兴奋受体,也可能阻断受体,这取决于药物是否具有内在活性(或效应力)。受体兴奋的结果可能是效应器官功能兴奋,也可能是抑制。

(三)药物与受体相互作用的动力学

药物与受体相互作用的方式有多种学说,诸如占领学说(Occupation Theory)、速率学说(Rate Theory)、诱导契合学说(Induced Fit Theory)以及两态模型学说(Two-state Model Theory)等。占领学说是采用定量方法对受体与药物相互作用动力学的描述,至今仍是多数有关药物作用学说的基础。故本文将扼要介绍占领学说。占领学说认为,药物作用的强度与受体被占领的百分数成正比,但不一定需要全部被占领才能发挥药物的最大效能。

已如前述,称为拮抗药的某些药物,与受体或效应器结构中其他成分相互作用而抑制激动药的作用,但它们本身并不激发效应。该抑制可因增大激动药浓度而逆转,最终也仍可达到同样的最大效应,那么这种拮抗药称为可克服性(surmountable)或竞争性(competitiveness)拮抗药,此种类型的抑制作用常见于可逆地作用于受体部位的拮抗药。拮抗药对其他部位发生可逆的或不可逆的相互作用以致改变受体对激动药的亲和力时,也会出现和上述情况大致相似的结果。拮抗药作用于远隔部位可能导致受体构象上的改变,亲和力随之降低,这种情况最好称为负性协同(Negative Synergy),比称为竞争性拮抗更为恰当。既然足够量的激动药仍能获得最大效应,在双倒数作图上激动药单独应用与激动药加上拮抗药合并应用时,得到的两条直线必定会在效应轴同一点上交叉,激动药在此处的浓度是无限大。在激动药浓度较低处两条线岔开:激动药对受体的表观亲和力降低。在竞争性拮抗药存在时,激动药的对数剂量-效应曲线右移。最大效应不变,但激动药的效价强度降低。

非竞争性拮抗药可阻滞激动药在特定受体部位产生任何效应。这可能是拮抗药不可逆地作用于某部位以妨碍激动药与之结合的结果,也可能是因为拮抗药和该系统某种成分发生可逆的或不可逆的相互作用,这就阻断了激动药结合后的始动效应。可把这些结果予以概念化为受体或反应能力从该系统中消除。最大效应可能降低,但在那些不受这样影响的受体-效应器单位,激动药仍能正常地起作用,因而激动药对受体的亲和力及其效价强度并未改变。这样,可以把拮抗药按作用性质分为可逆性与不可逆性两类。若拮抗药结合的就是激动药所要结合的活性部位,那么可逆性拮抗药就是竞争性的,而不可逆性拮抗药就是非竞争性的。但若拮抗药在别的部位结合,这些简单规律就不适用,任何联合都是可能的。

从药物进入机体至排出体外的过程称药物的体内过程,也称生理处置或广义的药物代谢。它包括药物在体内的吸收、分布、生物转化与排泄。其中吸收、分布与排泄统称药物转运;生物转化也称药物转化。

1. 药物通过细胞膜的转运

药物通过细胞膜的能力主要取决于药物的脂溶性、解离度及分子量。其转运机制可分为被动转运和载体转运两大类。

被动又名顺流转运,即药物从浓度高的一侧向对侧扩散渗透。不消耗能量,不受

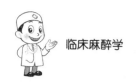

饱和限速和竞争性抑制的影响。这种转运受药物浓度梯度、分子大小、脂溶性、极性等因素的影响。当细胞膜两侧药物浓度达到平衡状态时就停止转运。被动转运包括滤过和简单扩散。

滤过是指药物通过亲水膜孔的转运。这是在流体静压或渗透压作用下,许多小的、水溶性的极性物质和非极性物质的转运方式,分子量大于 15 的物质一般不能通过这种亲水孔道。

简单扩散又称被动扩散,是药物转运的一种最常见、最重要的形式。药物的脂溶性越大,浓度梯度越高,扩散就越快。另外简单扩散还受药物解离度的影响。

多数药物是弱酸或弱碱,以解离和非解离两种形式存在。由于非解离型是脂溶性的,易于通过细胞膜,而解离型较难溶于脂类,不易通过生物膜。因此,在考虑扩散速度时必须了解非解离型与解离型的浓度比,该比值取决于药物本身的 PKA 和环境的 pH。

应该指出,药物的简单扩散并非一定受体液 pH 的影响,极弱或极强的酸(碱)性药物在生理范围内,pH 改变对药物的解离影响不大。一般地说,pKa3～7.5 的弱酸药物以及 pKa7～11 的碱性药物的简单扩散易受体液 pH 值变化的影响。

2.载体转运

是指细胞膜上的载体与药物结合,并载运它到膜另一侧的过程。包括主动转运与易化扩散。

(1)主动转运

又称逆流转运,它的特点是:

①逆浓度梯度或逆化学梯度透过细胞膜。

②细胞膜的载体对药物有特异的选择性。

③消耗能量。

④以同一载体转运的两种化合物可出现竞争性抑制。

⑤转运速度有最高限度。即转运过程有饱和现象,弱酸与弱碱性药物自肾小管的分泌以及药物自肝细胞转运等都是主动转运过程。

(2)易化扩散属不耗能的顺浓度差扩散

与主动转运的相似之处在于必须依赖载体,而且特异性高,可以饱和,又出现竞争性抑制,如机体细胞摄取葡萄糖或某些氨基酸均是通过易化扩散完成的。

此外,还有一些药物可通过胞饮和胞吐的形式而被转运,均属不需载体的主动转运方式,但需耗能。

3. 药物的吸收

吸收是指药物从给药部位进入血液循环的过程。除直接注射药物入血管之外,给药后直至出现全身作用之前,都要经细胞膜的转运被吸收入血。吸收速率和吸收程度直接影响血药浓度和药物作用强度。

(1)影响吸收的因素

无论在什么部位,药物的吸收取决于其溶解度。药物的水溶液比油溶液、混悬液或固体剂型吸收快,应用药物的固体剂型时,入溶的速度可能是吸收的限制因素,特别是胃肠道,如阿司匹林在酸性胃内容物中就不易溶解。药物以溶液形式口服或注射时,高浓度比低浓度吸收快。吸收部位的血液循环状况也影响吸收。按摩或局部加温使血流增加可促进药物的吸收;应用血管收缩药、休克或其他疾病使局部血流减少时则减慢吸收。接触药物的吸收表面面积的大小是决定药物吸收率的一个最重要因素。吸收表面积大,如肺泡上皮和肠黏膜,药物吸收很快。吸收表面积的大小主要决定于给药途径。

(2)给药途径与药物吸收。

①口服。是最常用的给药方法,也是最安全、最方便和最经济的方法。其缺点有:由于药物对胃肠道黏膜的刺激可引起呕吐;有些药物可被消化酶或胃酸破坏;有食物或其他药物存在时,吸收和推进速度不规则;需要病人合作,另外胃肠道的药物在进入体循环之前,可被黏膜中的酶、肠道菌群或肝脏所代谢。这种现象称为首过效应,又称第一关卡效应。

药物的片剂或其他固体剂型的吸收率部分地取决于在胃肠道液体中溶解的速度,这一因素是所谓缓释、持续缓释或长效药物制剂的根据。其目的是让药物在5 h或更长时间内缓慢、均匀地吸收。这些制剂的优点是比普通剂型减少了服药次数,药效可维持过夜,可避免药物浓度峰值而减低不良反应的发生率等。

②舌下给药。尽管口腔黏膜可供吸收的表面积不大,但对某种药物来说,经口腔黏膜吸收具有特殊的意义。例如,将硝酸甘油含在舌下是有效的,因为其脂溶性高,而且作用也很强,只要吸收较少量的分子就能生效。由于从口腔的静脉回流直接进入上腔静脉,这样就避免经肝脏的迅速灭活。舌下含化双氢埃托啡也能达满意的术后镇痛作用。

③直肠给药。因呕吐不能口服或病人意识消失时,直肠给药常是有用的。此外,吸收的药物在进入全身循环之前也不需过肝脏,但直肠的吸收常不规则、不完全,而且许多药对直肠黏膜具有刺激性。

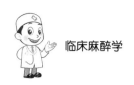

④静脉注射。静脉注射药物水溶液可以排除一些能影响吸收的因素,可以准确地获得所需的血药浓度,这是其他给药方法所不能做到的。但因药物迅速在血浆和组织达到较高浓度,容易出现不良反应。因此,静脉注射时通常要缓慢并密切注意病人的反应。

⑤皮下注射。适用于对组织无刺激性的药物。皮下注射后药物吸收均匀而缓慢,药效持久。此外,吸收率也可根据需要而适当改变。例如不溶性鱼精蛋白胰岛素混悬液的吸收率比可溶性胰岛素要缓慢,在皮下注射的药液中加入血管收缩药可延缓吸收。

⑥肌肉注射。药物水溶液经肌肉注射后吸收迅速。药物的油溶液或将药物混悬注射时,药物可从肌肉注射部位缓慢、持久而均匀地吸收。

⑦经肺给药。气体和挥发性药物可以吸入,经肺上皮和呼吸道吸收。由于表面积大,药物迅速进入循环。药物的溶液可被雾化而后吸入空气中的细微小滴,药物也几乎被立即吸收入血,而对肺疾患必要时可把药物用到需要发挥作用的局部。

另外,急救复苏时常将急救药物,如肾上腺素、阿托品、利多卡因等,用生理盐水或蒸馏水稀释后,经气管导管注入支气管及肺泡内,据研究最快注药后 $11 \sim 18$ min。即可产生心脏效应。

(3)生物利用度

是指药物吸收进入血液循环的程度和速度。通常,吸收程度是用血浆药物浓度与时间曲线下的面积表示的,而其吸收速率是以用药后所能达到的最高血药浓度(峰浓度)以及达峰浓度的时间(峰时间)来表示。

生物利用度分为绝对生物利用度和相对生物利用度。一般认为,静脉注射的生物利用度是 10 004,如果把静脉注射(iv)与血管外途径给药(ed)时的 AUC 值进行比较,并计算后者的生物利用度,即为绝对生物利用度。生物利用度也可在同一给药途径下了对不同制剂进行比较,这就是相对生物利用度。

应指出,生物利用度是描述药物吸收过程的总结果,它与吸收并不是同义词。因为有时尽管吸收很完全,但由于首过效应的影响,生物利用度也可能很低。

(四)药物的表观分布容积

表观分布容积是指药物分布平衡时,体内药量与血药浓度 CC 的比值。表观分布容积是一个假想的容积,它不代表体内特殊的生理空间,但从表观分布容积值可以推侧药物在体液和组织中的摄取和分布情况。如在 70 kg 体重的人血浆约为 3 L,细胞外液和细胞内液的量约分别为 $13 \sim 14$ 和 $25 \sim 28$ L。如果药物的巩为 4 L,则提示药物主要分布于血浆;如为 10 ~ 20 L,则主要分布在细胞外液中;如为 40 L,主要分布在细胞内、外液中,如为 100 ~ 200 L,则提示药物大量分布或贮存在组织或某些器官中。

（五）药物的生物转化

生物转化或称狭义的药物代谢,是指药物在体内发生的化学结构改变。生物转化具有特别重要的意义,因为绝大多数药物经过生物转化后失去药理活性,并提高了极性与水溶性,有利于最后排泄出体外。

1. 生物转化的类型

药物在体内的生物转化可分为两个步骤,第一步包括氧化、还原或水解过程,它是机体向母药加入极性基团如 ^-OH、^-COOH、^-NH,或 ^-SH 等过程。经过第一步反应,多数药物的活性降低,即从活性药物变成无活性的代谢物,可称灭活,另外,也有少数无活性药物或前体药物经生物转化后形成活性代谢物或毒性代谢物,可称活化。因此,不能将药物在体内的生物转化叫作解毒作用,第二步骤,即第一类型的产物再经过与体内的某种代谢物结合,如与葡萄糖醛酸、硫酸、醋酸、甲基以及某些氨基酸结合等。结合的产物一般极性增高,水溶性加大,药理活性减小或消失。经过第二步骤生物转化,药物本身及其作用均趋消除,各种药物生物转化的方式不同,有的只经受一相或二相反应,但多数药物要经受两相反应。

2. 生物转化阵系

药物生物转化的主要部位是肝脏,也可发生在肝外组织如肾、肺、肠、胎盘及血浆等。

（1）肝微粒体药物代谢酶系

肝脏代谢药物的酶系是肝微粒体药物代谢酶系,简称"药酶"。其中最主要的是细胞色素 $P-450$ 依赖性混合功能氧化酶,亦称混合功能氧化酶或加单氧酶。该酶主要存在于肝细胞的滑面内质网上。混合功能氧化酶由 3 部分组成:

①血红蛋白类:包括细胞色素 $P-450$ 以及细胞色素 BS;②黄素蛋白类,包括还原型辅酶 $^{-1}$ 细胞色素 C 还原酶以及还原型辅酶细胞色素 b,还原酶,它们是电子传递的载体;③磷脂类:主要是磷脂酰胆碱,它能促进还原酶与细胞色素 $P-450$ 间的电子传递。上述 3 部分共同构成电子传递体系,执行氧化药物的任务。

肝药酶的作用专一性很低,现知 200 余种药物经此酶系统作用而发生生物转化。此酶系统活性有限,达到极限后则数种药物间会发生竞争性抑制现象。此酶系统的个体差异很大,除先天遗传性的差异外,生理的因素如年龄、营养状态、激素功能、应激反应及疾病等均影响肝药酶的活性。

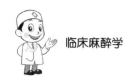

（2）非微粒体酶系生物转化也可被非微粒体酶所催化

除葡萄糖醛酸结合反应外,非微粒体酶能催化其他结合反应及某些药物的氧化还原、水解等反应。包括单胺氧化酶、黄嘌呤氧化酶、醇和醛脱氢酶、胆碱酯酶、乙酰转移酶、磺基转移酶及谷脱甘肚－S转移酶等。

非微粒体酶催化反应主要发生在肝脏外,也可在血浆、消化道及肾脏等器官进行。

3. 肝清除率

药物的肝清除率是指单位时间内肝脏清除药物的血浆容积,即指单位时间内肝脏消肝脏对摄取率高的药物,其内在清除率很高,血浆中的药物通过肝脏时可立即被清除,几乎不能进入体循环,其清除率几乎等于肝血流,如利多卡因、吗啡、普萘洛尔等。这类药物受肝血流影响较大,在肝脏的清除被肝血流限定,故称能力限定性药物。它们受血浆蛋白结合的影响较小,口服后首过消除非常显著。肝摄取率低的药物,其内在清除率很低,即肝脏代谢这类药物的能力较低。由于只有游离型药物能被肝药酶催化,故这类药物受血浆蛋白结合的影响较大,而受肝血流影响较小,称能力限定性药物。这类药物首过消除不明显,如苯妥英钠、地西泮和洋地黄毒甙等。

（六）药物的排泄

药物在体内最后的过程是排泄,是药物作用的彻底消除过程,多数药物经过生物转化变为极性高的水溶性代谢物再被排泄,这是因为其进入排泄或分泌管道后不易被再吸收。得以排出体外,也有一些药物在体内未经变化直接通过排泄器官的。肾脏是药物的主要排泄器官,某些药物也可由胆系、肺、乳腺、汗腺排泄。

1. 肾脏排泄

药物的肾排泄与肾小球滤过、肾小管主动分泌和重吸收有密切关系。极性高、水溶性大、不易穿透肾小管的药物,能顺利通过肾小管,排泄就快。否则药物在肾小管内部被重吸收,排泄就慢,弱酸性药物在碱性尿液中解离多,再吸收少,排泄快;在酸性尿液中解离少,再吸收多,排泄慢。弱碱性药物与此相反。根据这一规律,可以通过酸化或碱化尿液改变药物的肾排泄速度,尤其在药物中毒时。

肾小管具有有机酸和有机碱二类分泌系统,分别分泌有机酸类和有机碱类药物。当分泌机制相同的两种药物合用时,可发生竞争性抑制,如丙成舒抑制青霉素类在近曲小管的分泌而使其排泄减慢。

2. 胆汁排泄

许多药物或其代谢物能从胆汁排泄。它是一个复杂的过程,包括药物在肝细胞的摄取、贮存、转化及向胆汁的转运。药物从肝细胞向胆汁转运的过程为主动转运。肝细胞至少有 5 个转运系统,分别转运有机酸、有机碱、中性化合物、胆汁及重金属。一般认为,对于从胆汁排泄的药物,除需具有一定的化学基团及极性外,对其分子量似有一定阈值的要求,如分子量超过 1 000 的大分子化合物难以从胆汁排出。

自胆汁排进十二指肠的药物在肠中再吸收,经肝脏重新进入全身循环,这种小肠、肝脏、胆汁间的循环称为肠肝循环。肠肝循环可延缓药物的排泄,延长作用时间,尤其在从胆汁排除较多的药物。

3. 其他排泄途径

某些药物可经乳汁排泄,药物自乳汁排泄属于被动扩散转运。由于乳汁偏酸性,碱性药物如吗啡等较易进入乳腺管内,达到比血浆高数倍的浓度,弱酸性药物与此相反。经乳汁排泄虽对药物的总体消除意义不大,但对乳儿可能产生不良影响,值得注意。

有些药物可经肠黏膜排入肠腔,也可随汗液、泪液排出,这些途径对药物消除的意义不大。某些药物在唾液中的浓度与血浆浓度平行,故唾液可作为生物样品监测药物浓度。

第二节 药物代谢动力学

药物代谢动力学是应用数学模型和计算公式阐明药物的体内过程随时间而改变的量变规律,从而揭示药物在体内的位里(房室)、浓度与时间的关系。

一、房室模型的概念及原理

药物的体内过程是随时间不断变化的动态过程。为了定量地分析这些动力学过程,必须采用适当的模型以简化复杂的生物系统。进而用数学公式对其模型进行描述。房室模型的建立是将身体视为一个系统,系统内部按动力学特点分为若干房室,它的划分与解剖部位和生理功能无关,只要体内某些部位的转运速度和分布相同,均可归为一个房室。所以房室是理论上的空间组合,是一抽象名词,但房室的划分也得考虑组织和脏器的血流量、生物膜的通透性、药物和组织的亲和力以及血浆蛋白的结合率和释放率等因素。

房室可分为封闭式和开放式二类。药物进入机体后仅有转运而不再从机体排除或代谢转化者为封闭系统。药物以不同速度、不同途径不可逆地进行排除或转化者为

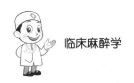

开放系统。绝大多数药代动力学模型属开放系统。房室模型有繁有简,一室模型最简单,通用的是二室模型,而三室或多室模型虽更符合实际情况,但运算太烦琐,使用概率不多。

（一）开放性一室模型

是最简单的动力学模型,该模型假定身体由一个房室组成。给药后药物可立即均匀地分布在整个房室,并以一定速率从该室消除。将属于该模型的药物单次静脉注射,用血药浓度的对数对时间作图可得到一条直线,即务时曲线呈单指数衰减。

（二）开放性二室模型

对大多数药物来说,在给药后的初期,分布的速率实际上是不相同的。因此,一室模型不能精确说明大多数药物的动力学过程。而开放性二室模型则更符合大多数药物的体内情况。

该模型假定给药后药物不是立即均匀分布的,它在体内可有不同速率的分布过程。身体由两个房室组成,即表观分布容积小的中央室以及表观分布容积大的周边室。药物进入体内几乎立即分布到中央室,而后才分布到周边室。一般认为,中央室包括血液、细胞外液以及血流丰富的组织如肝、肾、心、肺、脑等,周边室则包括血流灌注较贫乏的组织,如肌肉、皮肤、脂肪等。该模型还假定,药物仅从中央室消除。

将属于二室模型的药物单次快速静脉注射,用血浆药物浓度的对数对时间作图可得双指数衰减曲线。初期血药浓度迅速下降,称为 a 相或分布相,这条曲线是分布和消除同时进行的结果,但主要反映药物自中央室向周边室的分布过程。此时的血浆半衰期 tn a $= 0.693/\alpha$。一旦分布平衡后,曲线进入较慢衰落的日相或消除相,它主要反映药物从中央室的消除过程。

有时开放性二室模型还不能满意地说明药物的体内过程,例如,药物可缓慢地进入骨或脂肪,或与某些组织结合得非常牢固,这时药－时曲线呈三相指数衰减,即为开放性三室模型,模型的选择主要取决于药物与实验计的精确性,对于某一具体药物来说,准确地选择模型是进行药代动力学分析的关键问题。

（三）生理学模型

是一种比较符合药物在体内动态变化的模型,它以"生理学室"代表房室。这些"生理学室"代表与药物分布有关的单一或群体脏器、组织或体液。该模型有两类参数:一类是生理解剖参数,如血流量、脏器容积等,主要取决于用药机体。另一类是生化参数,如组织摄取率、组织清除率等,主要取决于药物本身。了解这些参数后就可以根据具体生理学模型,对血液或各有关脏器组织中的药物变化进行模拟。

二、速率过程

房室概念是描述药物在体内空间的分布,而速率过程是表明药物在体内空间转运速度的特点,二者构成了药代动力学的基本要素。通常按药物转运速度与药物量或浓度之间的关系,可将药物在体内的转运过程分为一级、零级和米氏速率过程。

（一）一级动力学过程

又称一级速率过程。是指药物在房室或某部位的转运速率（dc/dc）与该房室或该部位的药量或浓度的一次方成正比。

一级动力学过程是被动转运的特点,只要是按浓度梯度控制的简单扩散都符合一级动力学过程。由于多数药物的转运都是简单扩散,故多数药物均属一级动力学过程。它的特点是:①药物转运呈指数衰减,每单位时间内转运的百分比不变（或称速率不变）,但单位时间内药物的转运量随时间而下降;②半衰期恒定,与剂量或药物浓度无关;③药-时曲线下的面积与剂童成正比;④按相同剂量间偏给药。约经 5 个半衰期达到稳态浓度:停药后约经 5 个半衰期药物从体内清除。一级动力学过程又称线性动力学过程。

由于该过程的半衰期等药代动力学参数与剂量无关,故又称非剂量依赖性速率过程。

（二）零级动力学过程

又称零级速率过程,是指药物自某房室或某部位的转运速率与该房室或该部位的药量或浓度的零次方成正比。

零级动力学过程的特点是:①转运速度与剂量或浓度无关,按恒量转运,但每单位时间内转运的百分比是变化的;②半衰期不恒定,它与初始药物浓度或给药量有关,剂量越大,半衰期越长;③药-时曲线下的面积与剂量不成正比,剂量增加,其面积可以超比例地增加。

零级动力学过程是主动转运的特点,任何耗能的逆浓度梯度转运的药物,因剂量过大,超过其负荷能力,均可出现饱和和限速,而为零级动力学过程。

（三）米氏速率过程

一级与零级动力学过程并非能截然分开,两者可互相移行,这就是米氏速率过程。此型在高浓度时为零级过程,在低浓度时为一级过程。

零级动力学过程与米氏速率过程又称非线性动力学过程,由于该过程的 $t1/2$ 等

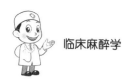

动力学参数随剂量而改变,故又称剂量依赖性速率过程。非线性动力学过程无论在药理学上或毒理学上均有重要意义。

三、药物的半衰期

在临床上,药物从血浆的消除速度常用血浆消除半衰期表示。半衰期是指血浆药物浓度降低一半所需时间,虽半衰期因药而异,且变化范围很大,但每种药的半衰期基本上是恒定的。所以,了解半衰期具有重要的实际意义。根据半衰期可以确定最宜给药间隔,预计停药后药物从体内消除的时间以及预计连续给药时到达稳态血浆浓度的时间。例如一次给药后约经4~5个半衰期血浆浓度下降95%左右,可以认为药物已经基本消除。连续恒速滴注或重复恒量用药必须经过4~5个半衰期才能达到血浆坪值或稳态浓度,此时药物吸收速度与消除速度达到平衡,药物血浆浓度相对稳定于一定水平。

由于药物在体内的半衰期是固定不变的,且与药物血浆浓度高低无关,因此,在一定范围内增加用药量并不能显著延长药物在体内的消除时间;在连续恒速滴注或反复恒量用药时也不能加速达到坪值的时间。增加用药量只能增加血浆的药物浓度或坪值,如反复用药间隔为1个半衰期的话,首次加倍可立即达到坪值。缩短给药间隔只能减少血药浓度的波动,如单位时间内药物剂量不变的话也不能影响坪值及达到坪值的时间。因此,半衰期短的药物,给药间隔时间应短,半衰期长的药物,开始用负荷量使血药浓度达到有效水平,再按消除量使用维持量。

四、药代动力学和静脉给药方案

根据药物的药代动力学参数及其方程式可以帮助临床医师制订给药方案。合适的静脉麻醉给药方案应根据既定情况下的药代动力学参数及临床效应之间的关系来确定。应记住的是增加滴速不能缩短到达稳态浓度的时间,只能增加药物的稳态浓度。因此,必须用不同的给药方法尽早达到稳态血药浓度。

对于治疗指数小或半衰期短的药物,恒速静脉滴注是维持恒定有效血药浓度的最好方法。如氨茶碱、异丙肾上腺素及肝素等常采用静脉滴注给药。

恒速静脉滴注后血药浓度随滴注时间的增加而增加,直至5个半衰期后可达稳态浓度,此时,静脉滴注速度等于药物从体内的消除速度。

第三节　麻醉期间药物的相互作用

麻醉过程中经常需要使用多种药物,如果搭配得当,可利用它们之间的相互作用以增强效果或减轻不良反应。但是,使用不得法就可能适得其反,甚至导致意外。尤应重视的是不少病人术前往往已使用过多种药物,这些药物与麻醉前用药,以及围术期使用的多种药物和麻醉药之间,很可能相互影响,改变各药物原有的效应。这种相互作用可能有益,但不少作用却有害,有些甚至是危险的。另外,使用药物相互作用引起的反常现象在麻醉过程中常常判断困难,因此,对所用药物之间可能产生的相互作用,必须有所了解,防止不合理的联合用药。麻醉期间,药物常常通过如下机制发生相互作用。

一、药效动力学机制

指一种药物改变了另一种药物的药理效应机制,对药物的血浆浓度无明显影响,主要是影响药物与受体作用的各种因素。这种类型的药物相互作用可有以下几种形式。

(一)相加作用

两种药物合用的效应为两药单用的代数之和。只有在合用的两种药物作用于同一部位或受体,并对这个部位或受体作用的内在活性相等时,相加作用才能发生。凡能发生相加作用的两药合用时,如各药不减半剂量使用,就有产生药物中毒的可能。如抗胆碱(阿托品等)与具有抗胆碱作用的其他药物(氯丙嗪、抗组胺药)合用时,可引起胆碱能神经功能低下的中毒症状;氨基糖苷类抗生素与硫酸镁合用时,由于此类抗生素可抑制神经肌肉接头的传递作用,可加重硫酸镁引起的呼吸肌麻痹。

(二)协同作用

两种药物分别作用于不同受体或部位,而诱发出相同的效应,使两药合用时引起的效应大于各药单用时效应的总和,称为协同作用。临床上常见的例子是镇静催眠药、镇痛药与抗精神病药合用时,中枢抑制作用可相互增强,例如,呢替啶的镇静作用可消除病人的手术前紧张和恐惧情绪,减少麻醉药用量,若与抓丙嗪和异丙嗪组成冬眠合剂,就可显著增强呢替啶的镇静作用,而且抑制呼吸和降低血压的作用也同时被增强,尤其是当静脉注射速度稍快时,可发生严重的呼吸和循环功能抑制。单胺氧化

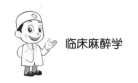

醉抑制剂与抓丙嗪类合用,不仅增强安定作用,还能增强降压效应。

（三）敏感化作用

是指一种药物可使组织或受体对另一种药物的敏感性增强,称为敏感化现象。例如,氟烷可使心肌对儿茶酚胺敏感,再用肾上腺素就可能引起心律失常。应用排钾利尿药后可使血钾水平降低,从而使心脏对强心贰敏感容易发生心律失常,并且还能加强肌松药的作用。

应用利舍平或脏乙咤后能导致肾上腺受体发生类似去神经性超敏现象,从而使具有直接作用的拟肾上腺素药,如去甲肾上腺素或肾上腺素的升压作用增强。

（四）拮抗作用

两种或两种以上药物合用后所引起的药效降低现象,称为拮抗作用。产生拮抗作用的机制可以是药代动力学方面的,如一种药物对另一种药物的吸收、分布、生物转化、排泄的影响而使药效降低;亦可以是药效学机制,主要通过药物与受体作用而使药效降低,后者主要有两种形式。

1. 竞争性拮抗作用

两种药物是在共同的作用部位或受体上拮抗,亦即两种药物直接竞争受体。如阿片受体拮抗药纳洛酮的化学结构和吗啡类似,与吗啡受体有较强亲和力,所以能与吗啡类镇痛药发生竞争性拮抗。特别是用吗啡、呢替吮或芬太尼后出现的呼吸抑制、过度镇静等都可用纳洛酮拮抗。

如果两药在受体上竞争性拮抗（占位性竞争）则服从质量作用定律,即浓度高或亲和力强的药物能取代浓度低或亲和力弱的药物。例如,筒箭毒占据神经肌肉接头的乙酰胆碱受体,形成无活性的复合体后,不再触发去极化,因此再注入琥珀胆碱则作用减弱或不起作用。

2. 非竞争性拮抗作用

两种药物与受体的不同部位相结合,因此,任何一个存在,不排除另一个的结合,但当拮抗物存在时,作用物就失去作用。这种拮抗现象不能被增加作用物的剂量所逆转。例如,苯氧节胺与肾上腺素能 a 受体结合后,受体性质产生改变,不再接受去甲肾上腺素的兴奋作用。

二、药代动力学机制

主要是一种药物能使另一种药物的体内过程（即吸收、分布、代谢、排泄）任何一环节发生变化,从而影响另一种药物的血浆浓度,进一步改变其作用强度。从而药物相互作用的药代动力学机制亦即影响药物血浆浓度的各种机制。包括以下几个环节。

（一）药物在吸收部位的相互作用

某一药物的存在有时可能改变另一药物的吸收,例如,一些局麻药液中加少量肾上腺素可减慢吸收,减少中毒,延长其作用时间,甚至还可改善利多卡因的快速耐药性。但是,由于丁哌卡因、甲哌卡因或丙氮卡因与组织的亲和力大,扩血管作用不明显,所以,加肾上腺素延长局麻药作用的意义就不太大。

给病人口服麻醉前用药时,应注意是否已服用过影响胃排空或胃肠吸收的药物,必要时可改用肌注或静注途径,曾服氢氧化铝凝胶或钙、镁化合物时可抑制其他药物的吸收。抗胆碱药(如澳丙胺太林、阿托品等)或具有抗胆碱副作用的药物(如三环类抗忧郁药)也抑制胃肠道对药物的吸收。

（二）血浆蛋白结合的竞争

大多数药物被吸收就与血浆蛋白结合成药物－蛋白质复合物。这既是转运药物抵达作用部位的方式,也是一种储存药物的手段。药物与血浆蛋白质结合往往暂时失去药理活性,而只有非结合的游离药物才具有药理活性和能够被肝脏代谢以及肾脏排泄。药物与血浆蛋白的结合是疏松的和可逆性的,且经常处于动态平衡。血浆蛋白与药物结合有一定的限量,达到饱和后如继续增加剂量,游离的血药浓度就会迅速升高而引起毒性反应。

用两种都能与蛋白结合的药物时,两种药物即竞争着与血浆蛋白结合,结合力强的可将已同蛋白质结合的另一药物置换出来,后者的游离型增多,药效就增强。同时还可能影响药物分布容积、半衰期、肾清除以及与受体结合的量等,从而导致药效的变化和不良反应。与蛋白结合率高的药物有双香豆素、洋地黄毒甙、奎尼丁、甲氨蝶岭、苯妥英钠、依他尼酸(利尿酸)和磺胺药等。如果并用与之竞争血浆蛋白结合的药物,就容易出现不良反应。普鲁卡因增强琥珀胆碱效应的机制比较复杂,其一种可能就是两药都能较快地与血浆蛋白结合,使用时普鲁卡因能促使游离型琥珀胆孩的比值增高,小量琥珀胆碱就有明显的肌松作用。与利多卡因使用时也有类似现象,

（三）药物代谢的相互作用

虽然有些药物是以原形从肾脏排泄,但大多数的药物在体内转化为极性高的代谢产物,使其较易由肾脏排泄。虽然有些药物的生物转化是在血浆、肾、皮肤或肠道,但是,大多数药物是经肝细胞内质网膜的肝微粒体酶而转化的。合并使用两种药物时,某药通过药醉酶活性的改变而影响另一药物的代谢。凡诱导出药酶的活性,促使药物

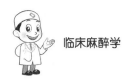

代谢增强加快,称为酶促作用(酶诱导)。反之,即为酶抑制,如果反复或长期使用某种药物使肝内酶系活动增强,加速该药的代谢,则称为自身诱导。有促进作用的药物称为诱导药。

具有酶诱导作用的常用药物有苯巴比妥、苯妥英钠、保泰松、格鲁米特(导眠能)或甲丙氨醋(眠尔通)等。一般在用药后4~7天出现酶诱导作用,约6~8周作用最强。可促使使用的药物如氢化可的松洋地黄、双香豆素、华法林等代谢增快,排泄增多,需加大剂量才能维持疗效。再如病人应用呢替啶具有很好的镇痛效果,但如因病情需要服用苯巴比妥两周以预防病状时,随后再服用呢替啶却发生持久的镇静或是严重的中枢神经系统症状如惊厥,这是由于苯巴比妥明显促进呢替啶的代谢,而增加代谢产物去甲呢替啶的产生,它有镇静和较弱的镇痛作用,并有中枢神经系统兴奋作用,且其毒性较大。

具有肝酶抑制作用的常用药物有抓霉素、异烟麟、抓丙啼。若这类药物与有关药物同时合用,可使药物代谢减慢,排泄减少而蓄积,易发生血药浓度增加以致出现中毒症状,单胺氧化醉抑制药能妨碍肾上腺素的代谢,如果它与加有肾上腺素的局部麻醉药同时合用,就可发生强烈的心血管反应。若它与丙咪嗪同时应用,则可能引起惊厥与死亡。

除肝脏外,体内其他组织的酶系也常参与药物的生物转化,如血浆胆碱醋酶可催化普奇卡因的水解,胆碱醋酶抑制剂通过抑制胆碱醋酶,即能增强它们的作用,如新斯的明能抑制血浆假性胆碱醋酶的活性,因而可增强和延长琥珀胆碱的骨骼肌松弛作用,甚至引起呼吸肌麻痹。

(四)竞争肾排泄的相互作用

除吸入麻醉药外,大多数麻醉中用药由肾脏排出体外。两种药物使用,一种药可能通过改变肾小球滤过、肾小管功能、肾血流里以及尿的酸碱度来改变另一药物的排泄,就必然引起药效的变化,例如应用碳酸氢钠使尿 pH 增高(孩性尿),就可以使苯巴比妥以及 PKA 在 3.0~7.5 之间的药物(如美卡拉明)排泄增多,相反,应用维生素 C 使尿液酸化(酸性尿),则使吗啡、喊替嘴、麻黄喊以及 PKA 在 0.5~1.5 之间的药物(如美卡拉明、氮茶孩)排泄增多。

全麻时,可因改变肾血流量和肾小球滤过压而造成某些药物经肾排泄的一过性减少。甘磺醉的利尿作用则使某些药物的排泄加快。

三、化学或物理学方面的机制

两药相混合,有时可产生物理或化学变化而使药物变质。药物的这种体外相互作用,主要属于药剂学方面的相互作用。在麻醉中同时使用两种以上药物时,应熟悉它们的理化配伍禁忌,如硫喷妥钠溶液呈碱性,若与抓胺酮、麻黄碱、普番卡因、苯海拉明、吗啡类等混用,就可出现沉淀。

药液均有自身的 pH 值,只有在一定 pH 范围内才能保持药液的稳定。pH 值升高,使酚盛噪类、儿茶酚胺类或胰岛素失效或作用减弱。

许多儿茶酚胶类药物加入某些静脉注射液中可被氧化,亚硝酸盐或盆金属离子可使扳丙嗓等多种药物发生载化反应而破坏;肝素的强酸基团可中和碱性的简箭毒分子,所以应用了较大剂量的肝素,则有拮抗右旋筒箭毒的现象。另外,肝素分子中的酸性多糖,带有大量阴电荷,其作用可被具强碱性带阳电荷的鱼精蛋白所拮抗,属静电的相互作用。

有些药物是对光敏感的,例如,硝普钠在滴注时必须用黑布罩住滴注瓶。有些药物混合于轴液瓶中,可发生沉淀但吸附于玻璃或塑料的表面,因而并不显示浑浊。输血时血液中不宜加用其他药物,尤其禁止与右旋糖酶或其他血浆扩溶液相混,因为后者可使红细胞豪集。血液也不可与高张性甘磺酶溶液混合,二者如果相混,红细胞就皱缩,输入人体往往引起反应。

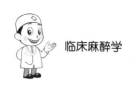

第五章　麻醉前对病情的评估

第一节　重症监测治疗

将危重病人和重大手术病人集中管理,并提供精良的医疗设备和优秀的医护条件,目的是提高危重病人的抢救成功率。

重症监护治疗病室科是随着监测技术的进步而出现的一门以抢救生命、治疗重要脏器功能不全、控制感染、营养支持、维持人体正常内稳态为主要内容的学科。主要工作场所在重症监护治疗病室(ICU)。

ICU的建立与管理,已成为医院现代化的重要标志。

从事临床麻醉工作的医师,由于其工作特点就是利用各种监测手段密切观察病人的生命体征,及时、准确地对病情做出判断和治疗。因此,这一任务由麻醉科医师来承担,显然是比较合适的。

由麻醉科主管的ICU主要收治手术后的危重患者。是保障重大手术安全性、提高医疗质量的重要环节。

进入外科ICU(外科监护室)的患者,应当由麻醉科医师和原床位医师共同负责,麻醉科医师的主要工作内容是对病人进行全面、连续、定量的监测;维护患者的体液内稳态;支持循环、呼吸等功能的稳定;防治感染;早期诊治各种并发症及营养支持等。原床位医师侧重于原发病的专科处理。待患者重要脏器功能基本稳定后,可以送回原病室。

一、监护病房

重症监护室,是专门收治危重病症并给予精心监测和精确治疗的单位。危重病医学(CCM)是以危重病为主要研究对象,以基础医学与临床医学的相互结合为基础,以应用现代化的监测及干预性技术为方法,对危重病进行更全面的理解和通过对危重病有效的治疗措施而最终提高危重病人生存率为目的的医学专业学科。即危重病医学是重症监护室工作的理论基础,而重症监护室是危重病医学的临床实践基地。

综合性的重症监护病房一般设在医院内较中心的位置,并与麻醉科及各手术科室相近,各专科重症监护病房则设在各专科病区内。一般趋向于大病房,室内常用大平板透明玻璃分隔为半封闭单元。病房宽畅,内分有清洁区和非清洁区,放有各种药物,医疗仪器及其他医疗用品。还有一个中心监护台,能观察到所有被监护患者。重症监护病房的室内建筑和设施要求均高于普通病房,以最大限度地方便及时监护和抢救危重患者。如为了保证不断电,备有多套电源系统。诊疗器械除普通病房必备有的外,常配备有心电图记录监测仪、心输出量测定仪、除颤器、体餐同步反搏仪、多功能呼吸机、血气分析仪、肺功能检查仪、氧饱和度监测仪、肾功能监测治疗仪、小型血液透析机、腹膜透析用具、尿比重计、颅内压监测仪、脑电图仪、脑血流图仪、经颅多普勒仪等,以及各专科重症病房常用。

二、医疗仪器设备

重症监护病房的收治对象原则上是为各种危重的急性的可逆性疾病。如重大手术后需要监测者、麻醉意外、重症复合型创伤、急性循环衰竭、急性呼吸衰竭、心跳呼吸骤停复苏后、电击、溺水者复苏后、各种中毒患者、各类休克患者、败血症、羊水栓塞、重度妊娠毒血症等。各专科重症监护病房则收治各专科内危重患者,如心肌梗死收入冠心病重症监护病房;烧伤重症监护病房收治大面积烧伤患者;神经科重症监护病房收治各种脑血管意外等等。原则上对于已明确断及死亡但仍有心跳者、已衰竭的晚期癌症、各种重症传染不收入综合性重症监护病房。危重患者在理症监护病房经过抢救治疗,渡过患者在重症监护病房经过抢救治疗,渡过危重阶段,病情稳定后,一般要转出重症监护病房,进入普通病房继续治疗。

三、监护人员

重症监护病房的人员是由医院内素质好的医护人员组成,主任或副主任医师通晓各科专业和基础理论知识,具有卓越的管理能力,丰富的处理危重患者的经验。主治

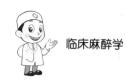
医师也必须备有多专业学科的知识,独立而全面地处理各科危重患者的能力。住院医师、护士长和护士均受过专业培训,医学理论知识全面,通晓各类患者的抢救程度,能熟练地操作各种医疗监测仪器,具有良好的职业素质和急救处理的应变能力。

监护人员的配置取决于医院的大小、性质、人力和财力状况以及教学、科研活动的活跃情况等。下面介绍的是中等规模的教学医院监护中心(ICU)的概况:

（1）医师

各级医师人数与床位数的比通常为1:1。一般有主治医师3~5名,其中两名负责正副主任工作。住院医师4~6名,定期轮换。专科研究人员3~6名。ICU的主治医师是完成住院医生训练后经过2~3年专门培养的急救监护学家,在ICU培训阶段,还要接受麻醉科、心脏科、肺科及耳鼻喉科等方面的训练。

（2）护士

护士总数与床位数的比应为2.5~3:1乃至4.25:1。设一名护士长,每一班各另有一名助理护士长。护士长及助理护士长需有2年以上的ICU工作经验。正规护校毕业的护士经过2年以上的一般临床护理工作及手术室工作才有条件做ICU护士。初到ICU的护士必须经过六个月的实习辅导和理论学习才能独立工作。一个危重症患者至少有一个护士护理;两个病情较稳定的患者可由一个护士护理;病情好转且稳定后,一名护士可护理3个患者。在ICU内,一名护士通常护理3~4个病人。

（3）呼吸治疗室

呼吸治疗是ICU危重病人最重要的救治措施之一,是抢救病人最关键的一环。因而ICU内最好配备经过专门训练的呼吸治疗师2~3名,负责氧气治疗、人工呼吸通气、呼吸机的维修与保养、胸部理疗、吸除呼吸道分泌物及雾化药物治疗等。

（4）技术员

应有熟练的技术员随时保养与维修ICU内复杂的监护仪及治疗仪。

（5）其他

根据需要设秘书、一定数量的助理员、卫生员、清洁工等辅助人员。

四、ICU 的监护

ICU内收治各种危重症患者,不同的患者往往需要重点不同的监护治疗,因而不可能制订一个适合每个病人的,统一的ICU监护方案。但ICU的患者有一个共同的特点,即病情危重,除特殊监护外,都需要起码的基本日常监护,即一般监护。

一般监护用监护仪监测心率、心电及呼吸;至少每小时记录呼吸率、血压各一次;

每2小时测量并记录体温一次;严格记录出入量;每8小时测尿比重、尿常规及酮体一次,检查粪便潜血一次;每日精确测量体重一次,并精确记录热卡入量一次。

五、特殊监护

血管内插管病人的监护:每日更换导管冲洗液、静脉输入液、输液管及敷料。更换敷料时应检查导管部位是否有感染征象。若长时间置放导管,至少每3日自导管取样作细菌培养一次。凡中心静脉、动脉或肺动脉置放导管的患者,发热至38.5℃以上,应作周围血培养,并由每个导管另取血作培养。若患者出现败血症症状或血培养阳性,要拔掉感染的导管。若仍需插导管,则需更换导管,重新插管。拔除动脉、中心静脉或肺动脉内的导管时,导管尖端部位均应取样送培养。插入动脉、中心静脉及肺动脉的导管,管路各连接处均应用旋锁接头,以防其意外脱落引起出血及气栓。气管插管及气管切开病人的监护:需用适当方法固定口气管插管、鼻气管插管及气管切开套管,并需将肢体约束固定。及时清除插管或套管内的分泌物,至少每两小时吸痰一次。至少每周检查气管内吸取物,作革兰氏染色细菌及敏感试验两次。腹膜透析病人的监护:为防止感染,放置导管应在手术室内进行。要用封闭式无菌引流装置。引流装置应每日更换一次,换时戴手套及口罩,严格注意无菌操作技术。更换引流管时,引流液要作细胞计数、分类、革兰氏染色及细菌培养,以观察有无腹膜炎发生。透析液用高渗葡萄糖时,每两小时测血糖一次。用无钾透析液以降低血钾时,每4小时应测血钾一次,直至血钾正常为止。血钾正常后改用含钾透析液时,血钾测定次数可减少。若透析液量过大,可引起过度腹胀,致血压上升及呼吸功能不全,应注意观察。

六、隔离技术

需隔离的病人有两类:一类是传染病患者,对他人有传染性;另一类本身无传染性疾患,但因病而易受感染。危重传染病患者的隔离技术和处理与一般传染病时相同。至于本身无传染性疾患而需保护性隔离的危重症患者是ICU内的特殊问题。严重烧伤(面积>15%,二度或三度烧伤)、免疫功能受损的病人(特别是接受骨髓移植的患者)需保护性隔离。最好将保护性隔离区与传染病隔离区分开。若因条件所限只能用同一隔离区,则同一护士不能护理两种需要隔离的病人。

七、范围原则

重症监护病房的监测范围很广泛,可按呼吸、循环、肝、脑、肾、胃肠、血液及凝血机制、内分泌、水电解质、给氧等几大系统划分。常用监测项目有心电图、心功能、血压、

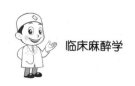

呼吸频率及节律和形式、体温、尿量、动脉血气分析、脑电图等20多项,并根据病情的危重程度将监测的范围分为3级,特殊监护患者用一级监测,疾病和手术后可能有致命危险的患者用二级监测,病情趋于平稳者用三级监护。

重症监护病房原则上不允许患者家属陪护,但允行亲属的探视。探视时间一般应安排在午睡后,时间不超过2小时为宜。要服从医护人员的管理。

重症监护室对危重病的治疗为原发病的治疗创造了时机和可能性,使原来一些治疗效果差或无法治疗的疾病得到有效的控制和满意的治疗;与此同时,其他专业科室对原发疾病的治疗又是危重病根本好转的基础。这种有机的结合所表现的危重病医学专业与其他专业的相得益彰是重症监护室在综合医院中得以发展的关键之一。

第二节　疼痛诊疗

疼痛诊疗是麻醉科工作的重要组成部分,工作内容主要包括术后止痛、各种急、慢性疼痛的诊断与治疗。

应当强调疼痛诊疗的多学科性和临床诊断的重要性。因此,从事疼痛诊疗的医师必须有扎实的临床功底,因为疼痛本身也是许多疾病的症状,并在此基础上发挥麻醉科医师的特长。用麻醉学方法对疼痛进行治疗,麻醉科医师在疼痛治疗中发挥技术专长的积极作用,已经受到越来越多的重视。

疼痛门诊:癌痛的治疗、术后镇痛、无痛人流、无痛分娩、无痛胃镜、无痛气管镜等。

一、人工流产疼痛

(一)临床表现

人工流产时疼痛主要表现在两个阶段。

扩张宫颈时疼痛主要表现为下腹部、腰背部及骶部的胀痛及相应脊神经支配皮区的牵涉痛。

吸宫时主要是子宫内脏疼痛,呈痉挛性痛或锐痛。

(二)诊断要点

结合不同阶段的人工流产疼痛特点及手术步骤,一般不难诊断。辅助检查:部分病例心电图监测可发现窦性心动过缓,若施行异丙酚麻醉时,部分病例可出现一过性氧饱和度下降。

（三）并发症防治

1. 异丙酚人工流产镇痛术

据报道镇痛优良率可达100%，为了防止一过性呼吸、循环抑制，异丙酚用量一般不超过2mg/kg，复合芬太尼剂量以1 ug/kg为宜，推注速度不要太快。术中注意呼吸、血压、心率、氧饱和度监测。

2. HANS复合宫颈局麻于人工流产术镇痛

局麻药注射前重复回抽无血再行阻滞，防止局麻药毒性反应。HANS为了发挥更好疗效，一定要术前先诱导30分钟。本法疗效肯定。据报道对扩宫颈和吸宫时中度疼痛的抑制率明显高于单纯局麻对照组。且人工流产综合征各种不良反应（如恶心、呕吐、出冷汗、面色苍白）的发生率较对照组明显降低，有临床推广价值。较异丙酚全麻操作简便，费用低廉，无呼吸、循环抑制之虑。并发症、副作用极少。安全有效，患者易于接受。

二、颈源性头痛

（一）概述

颈源性头痛有一类头痛伴有颈部压痛，而且与颈神经受刺激有关，发生率很高，临床表现较为复杂，头痛的持续时间长，治疗较为困难，日益引起了人们的重视。此种头痛在以往曾被称为"神经性头痛""神经血管性头痛""枕大神经痛""耳神经痛"等。以往认为此种头痛是头部的神经和血管在致病因素作用下产生的。在1983年Sjaas-tad首次提出颈源性头痛的概念后，迅速得到多学科专家的重视。在1990年国际头痛学会（IHS）颁布了关于颈源性头痛的分类标准，目前颈源性头痛已经在临床上广泛被人们所接受。近年来对颈神经解剖及其末梢的中枢传人机制的研究，以及时颈椎间盘退行性变引发非菌性神经根炎的机制取得的研究进展，不断加深了对颈源性头痛发生机制的认识，并指导了临床诊断与治疗的改进。

（二）临床表现

1. 疼痛的性质

早期颈源性头痛患者多有枕部、耳后部、耳下部不适感，以后转为闷胀或酸痛感，逐渐出现疼痛。疼痛的部位可扩展到前额、颞部、顶部、颈部。有的可同时出现同侧肩、背、上肢疼痛。疼痛可有缓解期。随着病程的进展.疼痛的程度逐渐加重，持续性存在，缓解期缩短、发作性加重。寒冷、劳累、饮酒、情绪激动可诱发疼痛加重。一些颈源性头痛患者可以仔细地描述自己的头痛，临床医师要认真地加以引导和询问。

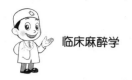

2.疼痛的部位

颈源性头痛常常不表现在它的病理改变部位,其疼痛的部位常常模糊不清,分布弥散并向远方牵涉,可出现牵涉性疼痛.类似鼻窦或眼部疾病的表现。部分患者疼痛时伴有耳鸣、耳胀、眼部闷胀、颈部僵硬感。大多数患者在疼痛发作时喜欢用手按压痛处,以求缓解。口服非甾类抗炎药可减轻头痛的程度。颈源性头痛在伏案工作者中的发病率较高。病程较长者工作效率下降、注意力和记忆力降低,情绪低落、烦躁、易怒、易疲劳,生活和工作质量明显降低。

3.颈部疼痛

患者常同时有颈部慢性疼痛,多为持续性钝痛,活动时可诱发或加剧。第2~3颈椎或第5~6颈椎小关节受到创伤和劳损发生率高,相应病率也高。不同节段的小关节病变可引起不同区域的疼痛,分布具有一定的特征。①第2~3颈椎小关节:疼痛位于上颈区,并可延伸至枕区。严重者范围可扩大至耳、头顶、前额或眼等。②第3~4颈椎小关节:颈侧后方区域,同样可延伸至枕下,但不超过枕区,向下不超过肩胛带,其分布形状类似于肩胛提肌。③第5~6颈椎小关节:可引起肩痛,易与肩周炎混淆。此外,尚可有胸痛及上肢疼痛的表现。由于颈神经根在头、颈、胸、上肢等有广泛分布,因此除局部疼痛外,还常可引起牵涉痛表现。头痛主要由于第2~3颈椎小关节受累引起牵涉痛,常见且易被误诊。表现为慢性持续性钝痛,也可呈典型偏头痛,甚至前额痛等。

4.局部体征

在有小关节创伤性退行性变性关节炎的患者,常有明显上部颈椎旁固定压痛,颈部活动后压痛加剧。检查可发现在耳下方颈椎旁及乳突后下方有明显压痛。病程较长者可有颈后部、颞部、顶部、枕部压痛点。患者多有上颈部软组织紧张、僵硬。颈部可因疼痛而使颈部活动减少受限,甚至颈部可处于强迫体位。由于大多数患者在头痛的同时伴有颈部疼痛和颈部僵直,应当在诊断时充分注意询问和检查。有的患者局部触觉、针刺觉减弱,部分患者患侧嗅觉、味觉和舌颊部感觉减退。部分患者压顶试验和托头试验为阳性。对支配小关节的相应脊神经后内侧支进行局部阻滞可使疼痛缓解,可作为一种诊断性阻滞方法,用于诊断较为困难的患者。但有的颈源性头痛患者也无明显的临床体征。有的患侧白发明显多于对侧。

(三)诊断要点

1.头颈部外伤史

尤其是有车祸等外伤史的患者应高度怀疑。部分患者则无明确的外伤史。

2.疼痛

疼痛的范围符合分布规律,有明显压痛者应进行神经阻滞试验,该方法具有诊断性治疗作用。由于小关节受脊神经后内侧支的支配,而该支在关节突腰部与骨面相贴,因此若疼痛由小关节引起,则阻滞有效。疼痛在注射局部麻醉药后大约10分钟缓解,药效持续2小时以上者判断为阳性反应。此试验阳性是早期诊断本病的特征表现之一。

3.神经根刺激症状

早期为刺激症状,后期可因关节突增生、肥大,骨赘形成直接压迫引起。以C3脊神经和C6脊神经受压最为多见,已成为高位神经根型颈椎病患者的临床表现。

4.影像学特点

依据X线平片、断层摄影、CT扫描图像所见,对诊断晚期患者并不困难,但早期患者常不易见到异常表现。虽然CT和小关节造影对本病早期诊断具有帮助,但不如神经阻滞试验灵敏和可靠。

(四)治疗方案及原则

颈源性头痛的临床治疗原则应是以非手术治疗为主。如果临床医师发现患者的颈部有器质性病变,如上颈部软组织紧张、僵硬、压痛和活动时疼痛,或活动时活动幅度变小或受限,影像学检查有关节突关节炎症,应该重点在上颈部的病变区进行局部治疗,尽力消除局部软组织的炎症病变。随着软组织的炎症的减轻和消失,颈源性头痛也随之减轻和缓解。

1.一般性治疗

对于病程较短、疼痛较轻的颈源性头痛患者,可采取休息、头颈部针灸、牵引、理疗,同时配合口服非甾类抗炎药,一部分患者的病情可好转。但对按摩治疗要慎重,许多患者经按摩后病情加重,有的还发生严重损伤。

2.健康教育

在颈源性头痛患者的治疗过程中,临床医师要注意对患者进行必要的健康教育。内容包括以下几点:

注意保持良好的睡眠、体位和工作体位。

注意自我保护和预防头颈部外伤。

急性损伤应及时治疗。

3.注射疗法

由于颈源性头痛的发病机制十分复杂,每个患者的病灶部位不同,注射治疗要坚

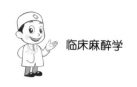

持个体化原则。经治的临床医师在进行注射疗法前,要仔细分析该患者的病情,尽可能确认每个患者的具体病灶部位,有针对性地为其制定注射治疗方案。

颈椎旁病灶注射在第2颈椎横突穿刺注射消炎镇痛药物,对大多数颈源性头痛患者具有良好的治疗效果。药液在横突间沟扩散可流到 C1、C2、C3 脊神经及周围软组织内,发挥消炎、镇痛和促进神经功能恢复的治疗作用。由于药液被直接注入病灶区域,所以治疗效果较好。由于第2颈椎横突的体表标志在较肥胖者不易触及,也可在X线引导下进行穿刺注射治疗。

颈椎关节突关节注射。

寰枢椎间关节注射。

寰枕关节注射。

颈部硬膜外间隙注射。

4. 颈神经毁损治疗及手术治疗

经各种非手术治疗无效者,多有椎管内骨性异常改变卡压神经根,应考虑进行外科手术治疗。对于有手术禁忌证或手术危险性较大的患者,经患者同意,可采用颈神经后内侧支破坏性阻滞,治疗应在X线透视引导下进行。还可采用射频热凝术毁损颈神经后内侧支治疗。

三、三叉神经痛

(一)概述

三叉神经痛是三叉神经分布区的一种发作性突发性剧痛,因其疼痛剧烈,又称为痛性痉挛。该病多见于 50 岁以上的中老年人,女性略多于男性,男女比例约为 1:1.6。三叉神经痛是脑神经痛中最为常见的类型,但其患病率在我国至今尚无确切的流行病学统计资料,据英国报道大约为 155/1000000 人。

三叉神经痛分为原发性和继发性或症状性两大类。继发性三叉神经痛是指继发于肿瘤、脱髓鞘等明确病变的三叉神经痛。在三叉神经痛患者中,大约只有 1% ~5% 发现有脑肿瘤存在,其中以听神经瘤最为多见。原发性三叉神经痛的病因至今尚无十分满意的解释。目前普遍认为三叉神经痛主要是由于血管压迫所致;一些病理学家和口腔科医师认为三叉神经痛可能是由于牙齿脱落及慢性感染所致;也有学者认为三叉神经痛的发作性可能有中枢机制的参与,三叉神经的逆行活动可能改变了三叉神经核的电生理活动方式。

（二）诊断要点

国际头面痛学会分类委员会确定的原发性三叉神经痛的诊断标准为：

阵发性发作的面部疼痛，持续数秒。

疼痛至少包含以下 4 种标准：

①疼痛只限于三叉神经的一支或多支分布区。

②疼痛为突然的、强烈的、尖锐的、皮肤表面的刺痛或烧灼痛。

③疼痛程度严重。

④刺激扳机点可诱发疼痛。

⑤具有痉挛发作间歇期。

无神经系统损害表现。

每次发作形式刻板。

排除其他引起面部疼痛的疾患。

对于疑为继发性三叉神经痛患者，应进行详细的体格检查，必要时行头颅平片、CT 和（或）MRI 检查。

（三）治疗方案及原则

三叉神经痛的治疗主要采用抗癫痫药物治疗，其中以卡马西平为首选药物，如果无效或出现不可耐受的副作用，可选择其他抗癫痫药物，也可选择抗痉挛药物如力奥来素（巴氯芬）或多巴胺受体阻滞剂如匹莫奇特。

1. 抗癫痫药物

（1）卡马西平

也称酰胺米嗪或氨基甲酰环氮己三稀。现已被公认为治疗三叉神经痛的首选药物。用法：宜饭后服用，通常由 100mg 每日 2 次开始，以后每日增加 100mg，直至疼痛缓解或消失（可增至 200～400mg，每订 3 次），用此有效量持续 2～3 周，然后逐渐减少，找出最小有效量（100mg/次，每日 2～4 次），再以此维持量服用数月。本药孕妇忌用。其副作用可有思睡、眩晕、药疹、消化障碍、复视、共济失调等，减量或停药后一般可消失。但长期应用可发生骨髓抑制及肝功能损害，对此须注意观察。

（2）苯妥英钠

在未开始应用卡马西平之前，苯妥英钠曾被认为是治疗三叉神经痛的首选药物，其治疗效果不如卡马西平，但至今仍未失去其治疗价值。此药也是一种抗癫痫药物，据认为其药理作用和卡马西平类似。用法：初服 0.1g，每日 3 次，以后每日增加 0.1g，

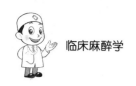

直至疼痛停止(或至0.2g,每日3次),继续应用2~3周,然后(或出现中毒症状时)逐渐减量,还应以最小有效量维持在疼痛停止后数月。其主要副作用为共济失调(头晕、步态不稳等)、视力障碍、齿龈增生及白细胞减少等。如本药与氯丙嗪(目前不单独应用)合用,则治疗效果尤佳,每次可配服氯丙嗪25~50mg,作为维持量的最小有效量,有时可减至每日苯妥英钠0.05~0.1g和氯丙嗪25~50mg。

(3)氯硝西泮

系苯二氮卓类抗癫痫药物,也可用于三叉神经痛的治疗。开始剂量为0.5mg,3次/天,以后每3天增加0.5~1mg,直至疼痛缓解。但其不良反应较重,主要为嗜睡和步态不稳。

(4)丙戊酸钠

可缓解三叉神经痛的症状,常用剂量为600~1200mg。服用期间应定期检查肝、肾功能。

(5)加巴喷丁

加巴喷丁是一种新型抗癫痫药,目前临床研究表明它对三叉神经痛也具有较好的治疗效果。加巴喷丁的起始剂量为300mg/d,以后逐渐增量至疼痛控制,一股用量为1 200mg/d,最大可至2 400mg/d。

(6)拉莫三嗪

拉莫三嗪是一新型抗癫痫药物,目前也有用于治疗三叉神经痛的报道,但目前其临床研究资料不多,仍有待进一步验证。

(7)托吡酯

商品名为妥泰,可试用于治疗三义神经痛,但正式应用临床前还必须大宗病例的临床试验验证。

2.抗痉挛药物

beclofen是一种肌肉松弛药及抗痉挛药,也可用于三叉神经痛的治疗。目前国内市场有两种商品药即脊舒和巴氯芬。baclofen既可在卡马西平或苯妥英钠无效时单独使用,也可与它们联合应用,以增强治疗效果。使用时应从小剂量开始,逐步增量,初剂量可用5mg,3次/天;3天后改为10mg,3次/天;以后每3天增加一次剂量,每日总剂量增加15mg,最大剂量为40~80mg/d。常见的不良反应为嗜睡、头昏及疲乏。

3.多巴胺受体阻滞剂

匹莫奇特是一种多巴胺受体阻滞剂,主要用于抗精神病治疗,三义神经痛在其他药物治疗无效时可试用。常用口服剂量为4~12mg/d。Lench等应用匹莫奇特治疗三叉神经痛 48 例,疼痛总分数下降 78% 。不良反应有疲劳、双手震颤、记忆力减退、睡眠中出现不自主动作,以及轻度帕金森病表现。其不良反应发生率为 83.3% ,但一般均较轻微,减量或加用小剂量比哌立登可使患者的症状得到缓解。

4. 维生素

为了促进神经修复,可给予 B 族维生素,如维生素 B_1、B_6 及 B_{12} 治疗。大剂量的维生素 B_{12} 不仅有促进神经修复作用,而且具有一定的镇痛作用。

如药物治疗无效,或者出现明显的副作用,可采用神经阻滞治疗。对于下颌神经分布区疼痛的患者,可行下颌神经阻滞术;上颌神经分布区疼痛者,可行上颌神经阻滞术。对于三叉神经任何一支或多支疼痛者,均可选行半月神经节药物或射频毁损术,治疗成在影像学设备的引导和定位下进行,以保证疗效和防止并发症。具体方法与适应证、禁忌证参阅《临床疼痛诊疗操作规范》。

如果药物治疗无效,或出现明显副作用者,应考虑采用外科手术治疗。现多采用的手术为微血管减压术。具体参阅《临床疼痛诊疗操作规范》。

四、枕神经痛

(一)概述

枕神经痛是指后头部枕大神经和枕小神经分布区的疼痛。后枕部和颈部的感觉是由第 1、2、3 对颈神经支配,第 2 颈神经后支构成枕大神经,自乳突和第 1 颈椎后面中点连线的正中处由深组织浅出,分布于后枕部相当于两侧外耳道经头颈连线以后的部分。第 3 颈神经前支构成枕小神经、耳大神经。枕小神经主要分布于耳郭上部和枕外侧的皮肤,耳大神经主要分布于耳郭下部前、后面、腮腺表面及下颌角。当三条神经受累时,可引起后枕部和颈部疼痛,并常以神经痛形式出现。因第 1 颈神经后根一般发育很小,故上颈段脊神经疾病引起的后枕及颈部疼痛统称称为枕神经痛。

本病大多发生于成年人,一部分患者有较明确的病因:

某些疾病如上呼吸道感染或鼻咽部存在感染病灶,或受凉受潮后可引起枕神经发生炎症病变而引起疼痛。

大多是由于局部或全身疾病引起的枕神经水肿、变性或脱髓鞘病变而导致枕神经痛。

(1)颈椎疾病

是较常见的原因,可能与增生的骨质压迫上颈段神经有关,上颈椎结核、类风湿脊椎炎或转移痛偶尔也可引起。

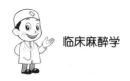
（2）椎管疾病

上颈段脊髓肿瘤、粘连性蛛网膜炎、脊髓空洞症等可引起颈枕部疼痛。

（3）寰枕部畸形

颅底陷入症、寰枕关节融合、上颈椎椎体分隔不全、枕大孔狭窄等，主要是对上颈段脊神经等压迫牵扯所致。

（4）颅后窝病变

如颅后窝肿瘤、颅后窝蛛网膜炎等亦可引起枕部及颈部疼痛。

（5）损伤

枕下关节韧带损伤、寰椎前后弓骨折、寰枢椎半脱位、颈椎及颈部软组织损伤等。

（6）全身性疾病

糖尿病、风湿病、疟疾、尿毒症、动脉硬化、有机磷中毒、长期饮酒等可引起枕神经退行病变。

（二）临床表现

枕神经痛是枕骨下和后头部的疼痛，也可自发性也可因头颈部的动作、喷嚏、咳嗽等而诱发，发作时患者常保持头部不动，呈轻度的倾和侧倾。疼痛常为持续性，也可阵发性加剧，但在发作间歇期枕部可有钝痛。疼痛始自枕骨下区，向后头皮放射，可因压迫枕神经而加剧。疼痛严重时可伴有眼球后痛。可有偏头痛样症状或出现丛集性头痛的自律症状。相当一部分肌紧张头痛患者的头痛也位于相似的区域。检查时可找到枕神经的压痛点。枕大神经的压痛点位于乳突与第 1 颈椎后面连线中点（风池穴），枕小神经的压痛点位于胸锁乳突肌附着点的后上缘（翳明穴）。当按压这些部位时，患者可感到剧烈的疼痛，疼痛并可沿着神经分布扩散。枕部的皮肤常有感觉减退或触摸感疼痛。

（三）诊断要点

患者具有上述的疼痛特征。

神经支配区痛觉减退。

检查时，在所累及神经和同侧第 2、3 颈椎横突处有压痛及放射痛。

头颈部动作可为诱因。

枕神经阻滞后疼痛消失。

枕神经必须与源于寰枢椎关节或上椎突关节，或从颈肌附着点的扳机点所致的枕部疼痛相鉴别。

五、颈椎病

(一)概述

因颈椎间盘退行性变本身及其继发性改变刺激或压迫邻近组织、并引起各种症状和(或)体征者,称之为颈椎病。从颈椎病的定义可以看出,本病首先属于以退行性变为主的疾病,但又与多种因素有密切关系,它起源于颈椎间盘的蜕变,颈椎间盘的退变本身就可以出现许多症状和体征,加之合并椎管狭窄,有可能早期出现症状,也可能暂时无症状,但遇到诱因后,出现症状。人多数患者在颈椎原发性退变的基础上产生一系列继发性改变。这些继发性改变包括器质性改变和动力性异常。器质性改变有髓核突出和脱出、韧带骨膜下血肿、骨刺形成和继发性椎管狭窄等。动力性改变包括颈椎不稳,如椎间松动、错位、曲度增加。这些病理生理和病理解剖的改变,构成了颈椎病的实质。

(二)临床表现

1. 颈型颈椎病

(1)症状

以青壮年居多颈部感觉酸、痛、胀等不适。这种酸胀感以颈后部为主。而女性患者往往诉肩胛、肩部也有不适。患者常诉说不知把头颈放在何种位置舒适。部分患者有颈部活动受限,少数可有一过性上肢麻木,但无肌力下降及行走障碍。

(2)体征

患者颈部一般无歪斜。生理曲度减弱或消失,常用手指捏颈项部。棘突间及棘突旁可有压痛。

2. 神经根型颈椎病

(1)根性痛

根性痛是最常见的症状,疼痛范围与受累椎节的脊神经分布区相一致。与根性痛相伴随的是该神经分布区的其他感觉障碍,其中以麻木、过敏、感觉减弱等为多见。

(2)根性肌力障碍

早期可出现肌张力增高,但很快即减弱并出现肌无力和肌萎缩征。在手部以人小鱼际肌及骨间肌萎缩最为明显。

(3)腱反射异常

早期出现腱反射活跃,后期反射逐渐减弱,严重者反射消失。然而单纯根性受压不会出现病理反射,若伴有病理反射则表示脊髓本身也有损害。

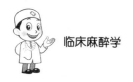
（4）颈部症状

颈痛不适,颈旁可有压痛。压迫头顶时可有疼痛,棘突也可有压痛。

（5）特殊试验

当有颈椎间盘突出时,出现压颈试验阳性。脊神经牵拉试验阳性。

3.脊髓型颈椎病

（1）症状

患者首先发生双侧或单侧下肢发沉、发麻的症状,随之出现行走困难,下肢肌肉发紧,行步慢,不能快走,重者明显步态蹒跚,更不能跑。双下肢协调差,不能跨越障碍物。双足有踩棉花样感觉。自述颈部发硬,颈后伸时易引起四肢麻小。一般下肢症状可先于上肢症状出现,上肢多一侧或两侧先后出现麻木、疼痛。部分患者有括约肌功能障碍、尿潴留。除四肢症状外,往往有胸1平面以下皮肤感觉减退、胸腹部发紧,即束带感。

（2）体征

最明显的体征是四肢肌张力升高,严重者稍一活动肢体即可诱发肌肉痉挛,下肢往往较上肢明显。下肢的症状多为双侧,严重程度可有不同。上肢的典型症状是肌无力和肌萎缩,并有神经根性感觉减退,下肢肌萎缩不明显,主要表现为肌痉挛、反射亢进,出现踝阵挛和髌阵挛。皮肤的感觉平面检查常可提示脊髓真正受压的平面。

4.椎动脉型颈椎病

（1）眩晕

头颅旋转时引起眩晕发作是本病的最大特点。正常情况下,头颅旋转主要在颈1~2之间。椎动脉在此处受挤压。如头向右旋时,右侧椎动脉血流量减少,左侧椎动脉血流量增加以代偿供血量。若一侧椎动脉受挤压血流量已经减少无代偿能力,当头转向健侧时,可引起脑部供血不足产生眩晕。一般头颅转向健侧,而病变在对侧。

（2）头痛

由于椎-基底动脉供血不足,使侧支循环血管扩张引起头痛。头痛部位主要是枕部及顶枕部,以跳痛和胀痛多见,常伴有恶心呕心、出汗等自主神经紊乱症状。

（3）猝倒

是本病的一种特殊症状。发作前并无预兆,多发生于行走或站上时,头颈部过度旋转或伸屈时可诱发,反向活动后症状消失。这种情形多系椎动脉受刺激后血管痉挛,血流量减少所致。

（4）视力障碍

患者有突然弱视或失明，持续数分钟后逐渐恢复视力，此系双侧大脑后动脉缺血所致。此外，还可有复视、眼睛闪光、冒金星、黑蒙、幻视等现象。

（5）感觉障碍

面部感觉异常，口周或舌部发麻，偶有幻听或幻嗅。

（三）诊断要点

1. 颈型颈椎病

颈部、肩部及枕部疼痛，头颈部活动因疼痛而受限制。因常在早晨起床时发病，故被称为落枕。

颈肌紧张，有压痛点，头颅活动受限。

X线片上显示颈椎曲度改变，动力摄片可显示椎间关节不稳与松动。由于肌痉挛头偏歪，侧位X线片上出现椎体后缘一部分重影，小关节也呈部分重影。

2. 神经根型颈椎病

具有典型的根性症状，其范围与受累椎节相一致。颈肩部、颈后部酸痛，并沿神经根分布区向下放射到前臂和手指，有时皮肤有过敏，抚摸有触电感，神经根支配区域有麻木及明显感觉减退。

脊神经根牵拉试验多为阳性，痛点注射治疗疗法对上肢放射痛无显效。

X线正位片显示钩椎关节增生。侧位片生理前孤消失或变直，椎间隙变窄，骨刺形成。伸屈动力片示颈椎不稳。

3. 脊髓型颈椎病

自觉颈部无不适，但手动作笨拙，细小动作失灵，协调性差。胸部可有束带感。

步态不稳，易跌倒，不能跨越障碍物。

上下肢肌腱反射亢进，张力升高，Hoffmann征阳性，可出现踝阵挛和髌阵挛，重症时Babinski征可能呈阳性。早期感觉障碍较轻，重症时可出现不规则痛觉减退。感觉丧失或减退区呈片状或条状。

X线显示病变椎间盘狭窄，椎体后缘骨质增生。

MRI检查示脊髓受压呈波浪样压迹，严重者脊髓可变细，或呈念珠状。磁共振还可显示椎间盘突出，受压节段脊髓可有信号改变。

4. 椎动脉型颈椎病

颈性眩晕（即椎－基底动脉缺血征）和猝倒史，且能除外眼源性及耳源性眩晕。

个别患者出现自主神经症状。

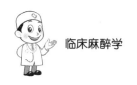
旋颈诱发试验阳性。

X线片显示椎节不稳及钩椎关节增生。

椎动脉造影及椎动脉血流检测可协助定位但不能作为诊断依据。

（四）治疗方案及原则

1. 非手术疗法的基本原则

非手术疗法应符合颈椎的生理解剖学基础，由于颈椎的解剖结构和生理功能的特殊性，要求在治疗上严格遵循这一原则。粗暴操作，超过颈部骨骼和韧带的强度，可突然出现神经症状，甚至完全瘫痪。

非手术疗法应随时观察患者的反应，超过颈椎骨关节生理限度的操作，往往会造成局部创伤性反应。轻者局部水肿，渗出增加、粘连形成，重者可使韧带撕裂、不稳加重。长期推拿可使骨赘形成加速。因此，如推拿后患者感到不适或牵引后颈部疼痛加重，应立即停止这种疗法。

非手术治疗的目的应是纠正颈椎伤病的病理解剖状态，停止或减缓伤病的进展，有利于创伤的恢复及病变的康复，预防疾病的复发。

2. 颈椎非手术疗法的适应证

轻度颈椎间盘突出症及颈型颈椎病。

早期脊髓型颈椎病。

颈椎病的诊断尚未肯定而需一边治疗一边观察者。

全身情况差，不能耐受手术者。

手术恢复期的患者。

神经根型颈椎病。

3. 非手术疗法的办法

（1）颈椎牵引疗法

目前牵引的器械较多，但大致分为坐式牵引和卧式牵引。从生物力学的角度看，卧式牵引效果较好。卧式牵引的优点是患者可以充分休息，可以在睡眠时牵引。

（2）制动法

颈椎制动包括颈托、围领和支架三类。围领制动范围小，但可以自由拆卸。围领可用石膏也可用塑料加垫制作而成，比较轻便，容易挟带。颈托上面托住下颌和枕骨，下面抵住双肩，前面胸部和后面背部稍延长以阻止前后活动。颈托的活动度较围领小，制动效果好。支架是用皮革和钢条制作，前面两钢条上端为下颌托，下为胸部护片，后面两钢条上端为枕骨托，下为背部护片，各有三条皮带前后联系，中间皮带通过肩部两块垫片,收紧皮带可使枕颌与两肩距离加大而增加牵引力。颈椎制动效果最好是牵引,应根据思考具体情况而定。

（3）家庭疗法

家庭疗法是一个综合性的治疗方法,集康复、预防于一体,方法也较多。家庭疗法的主要内容包括纠正和改善睡眠及工作中的不良体位,牵引及使用围领等。家庭疗法是正规治疗的基础,对颈椎病的预防和康复具有重要作用。

（4）药物

药物治疗应在医师的指导下使用。常用的药物有硫酸软骨素 A、复方软骨素片、丹参片或复方丹参片、维生素 E、维生素 B、颈痛灵及抗炎药物。硫酸软骨素 A 又称康德灵片,这种酸性黏多糖物是生物体内结缔组织中特有的成分之一。主要从动物结缔组织及软骨中提取。每次 D5R 8～10 片,每天 3 次,连服 1 个月为一个疗程。复方软骨素片又称复方康德灵片,药理作用及服法与康德灵相同。丹参可促使细小血管扩张,增加血流量,促进组织修复,因而也有利于颈椎蜕变过程的缓解和好转。每次 2～3 片,每天 3 次,1 个月为一疗程,但各种药物的应用均须经临床医师反复调整并观察疗效,避免千篇一律。

另外,理疗、推拿、按摩、针灸和穴位注射治疗等方法,对多数患者有治疗作用。

4. 颈椎病的手术治疗

当颈椎病发展到一定程度,必须采用手术治疗方可中止对神经组织的进一步损害。颈椎病的手术经历后路椎板切除间接减压到前路直接减压的过程。但后路椎板切除减压并不因前路手术的出现而丧失其应用的治疗地位。多数情况下,前路手术更合理,它是手术治疗颈椎病的一大进展,而后路手术现在降为前路手术的补充治疗手段。不过,当有后纵韧带骨化时,脊髓广泛受压,宜采用后路手术。

颈椎病手术的适应证:

颈椎病发展至出现明显的脊髓、神经根、椎动脉损害,经非手术治疗无效即应手术治疗。

原有颈椎病的患者,在外伤或其他原因的作用下症状突然加重者。

伴有颈椎间盘突出症经非手术治疗无效者。

颈椎病患者,出现颈椎某一节段明显不稳,颈痛明显,经正规非手术治疗无效,即使无四肢的感觉运动障碍,亦应考虑手术治疗以中止可以预见的病情进展。

颈椎病手术的禁忌证:颈椎病手术不受年龄的限制,但必须考虑全身情况。若肝脏、心脏等重要脏器患有严重疾病、不能耐受者,应列为手术禁忌证。此外,颈椎病已

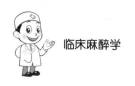

发展至晚期,或已瘫痪卧床数年,四肢关节僵硬;肌肉有明显萎缩者,手术对改善生活质量已没有帮助时,也不宜手术。若颈部皮肤有感染、破溃,则需在治愈这些局部疾患后再考虑手术。

六、急性颈椎间盘突出症

（一）概述

急性颈椎间盘突出症是指有轻重不等的颈部外伤史,影像学检查证实有椎间盘破裂或突出.而无颈椎骨折、脱位,并存在相应临床表现者。致伤原因主要是加速暴力使头部快速运动导致颈部扭伤,多见于交通事故或体育运动。

（二）临床表现

本病起病急,大多数病例有明显头颈部外伤史,有的可因轻微损伤起病。

临床表现因压迫部位和程度不同而有较大差异。根据椎间盘突出部位及压迫组织不同,可分为三型:侧方型、中央型、旁中央型。

1. 侧方型颈椎间盘突出症

（1）症状

颈痛、僵硬、活动受限;颈部过伸时可产生剧烈疼痛,并可向肩部或枕部放射;一侧上肢疼痛或麻木感,但很少两侧同时发生。

（2）体征

颈部处于僵直位;病变节段椎旁压痛、叩痛,下颈根棘突间及肩胛内侧可有疼痛;颈脊神经根张力试验阳性;受累神经根支配区感觉、运动和反射改变。支配肌肉可有萎缩及肌力减退现象。

2. 中央型颈椎间盘突出症

（1）症状

不同程度的四肢无力,下肢往往重于上肢,表现为步态不稳;病情严重者出现四肢不完全性或完全性瘫痪;大、小便功能障碍,表现为尿潴留和排便困难。

（3）体征

不同程度的四肢肌力下降;感觉异常,深浅感觉均可受累,依椎间盘突出节段不同感觉异常平面的高低而异;四肢肌张力增高;腰反射亢进,可出现髌阵挛及踝阵挛,病理征如 Hoffmann、Oppenheim 征阳性。

3. 旁中央型颈椎间盘突出症

突出部位偏于一侧而介于颈脊神经根和脊髓之间,压迫单侧神经根和脊髓。除有侧方型症状、体征外,尚有不同程度的单侧脊髓受压症状,表现为不典型的 Brown – Sequard 综合征。

（三）诊断要点

1.病史

头颈部外伤史,即使是轻微的颈部扭伤。起病急,发病前无症状,起病后出现颈脊髓或神经根受压的症状和体征。

2.影像学检查

颈椎 x 线片可观察到:颈椎生理弧度减小或消失;年轻或急性外伤性突出者,椎间隙可无明显异常,但年龄较大者,受累椎间隙可有不同程度的退行性改变;椎前软组织阴影在急性过伸性损伤所致的椎间盘突出可见增宽;颈椎动力摄片时可显示受累节段失稳。CT 扫描虽对本病诊断有一定帮助,但往往无法依靠常规 CT 确诊。磁共振成像(MRI)直接显示颈椎间盘突出部位、类型从脊髓和神经根受损的程度,为颈椎间盘突出症的诊断、治疗方法选择及预后提供可靠依据。

肌电图用于确定神经根损害,对神经根的定位有一定意义。

（四）治疗方案及原则

以非手术治疗为主,如出现脊髓压迫症状,应尽早施行手术治疗。

1.非手术疗法

（1）颈椎牵引

原无蜕变的颈椎间盘突出症,经牵引恢复其椎间隙高度,部分突出物有望还纳。牵引方法:采取坐位或卧位,用枕颌带(Glison 带)牵引,重量 2.0 ~ 3.0 kg。一般认为持续牵引比间断牵引效果好,2 周为一疗程。

（2）颈部围领制动

主要作用是限制颈部活动和增强颈部的支撑作用,减轻椎间盘内压力。一般可采用简易颈部围领保护,对严重病例伴有明显颈椎失稳者可采用石膏托颈固定。对牵引后症状缓解者制动有利于病情恢复。

（3）理疗

对轻型病例仅有神经根刺激症状者有一定效果,其中以蜡疗和醋离子透入疗法效果较好。

（4）药物治疗

对症处理,对疼痛剧烈者可采用镇静镇痛药物。

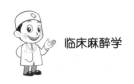

2. 手术疗法

对颈椎间盘突出症诊断准确、神经根或脊髓压迫症状严重者应采取手术治疗。术式包括：颈前路减压术、颈后路减压术、颈椎间盘显微切除术等。

七、肩关节周围炎

(一) 概述

肩周炎的研究从不同的角度观察，发现了不同的病理变化，提出了众多的病因学说。"肩周炎"表现为肩痛及运动功能障碍的症候群，它并非是单一病因的病患。广义的肩周炎包括了肩峰下滑囊炎、冈上肌腱炎、肩袖撕裂、肱二头肌长头腱鞘炎、喙突炎、冻结肩、肩锁关节病变等等多种疾患。狭义的"肩周炎"在国内习惯用作"冻结肩"或"五十肩"的同义词。

(二) 临床表现

本病发病过程分为3个阶段：

1. 急性期

又称冻结进行期。起病急骤，疼痛剧烈，肌肉痉挛，关节活动受限。夜间疼痛加重，难以入眠。压痛范围广 X 线检查无异常。

2. 慢性期

又称冻结期。此时疼痛相对缓解。由急性期肌肉痉挛造成的关节功能受限发到关节挛缩性功能障碍。关节周围软组织呈"冻结"状态。X 线检查偶可观察到肩峰，大结节骨质稀疏，囊样变。关节镜检查：关节腔内粘连，关节容积减小，腔内可见纤维条索及漂浮的碎屑。

3. 功能恢复期

炎症逐渐吸收，血液供给恢复正常，滑膜逐渐恢复滑液分泌，粘连吸收。关节容积逐渐恢复正常，人多数患者肩关节功能能恢复正常或接近正常。肌肉萎缩需较长时间的锻炼才能恢复正常。

(三) 治疗方案及原则

1. 非手术治疗

急性期解痉止痛。可制动，口服非甾体类药物，局部注射治疗；冻结期治疗原则：在止痛条件下做适当的功能锻炼，防止关节挛缩加重。

2. 手法松解术

适应于无痛或疼痛已基本缓解的肩关节挛缩症患者。在全身麻醉下进行：分别在矢状面行后伸松解,在冠状面行外展内收松解,最后做内旋外旋的轴向松解,手法松解术必须用力徐缓,忌暴力,必须依次按矢状面,冠状面及轴向的顺序进行松解。

3. 手术治疗

适应证是冻结期患者,伴有重度关节挛缩,经非手术治疗无效,可用手术方法剥离粘连。

八、菱形肌综合征

(一)临床表现

1. 症状

背痛,多为酸胀痛,以后半夜为重,严重时可伴有相应肋间神经痛或相应的肋间神经周围的肌筋膜疼痛,以致患者心烦意乱。

2. 体征

在肩胛骨脊柱缘与胸椎之间有压痛点,有时放散至前胸,局部皮肤无红肿。

3. 辅助检查

远红外热图局部片状高温图像。

(二)诊断要点

有或无劳损史。

在肩胛骨脊柱缘与胸椎之间有疼痛感及压痛点。

(三)治疗方案及原则

按摩,仅以拇指点压镇痛手法就能使局部痛点减轻或消失,每日一次。

理疗,湿热敷。

疼痛剧烈可辅以局部痛点注射消炎镇痛液。也可采用局部注射疗法。

对长期反复发作、顽固的菱形肌筋膜炎,应考虑为颈椎病所致的肩胛背神经痛。

九、腰椎间盘突出症

(一)概述

腰椎间盘突出症常见于 30~55 岁的青壮年;60%的患者有腰扭伤史,多数患者既往有腰痛史。特殊职业,如长期坐位工作、驾驶员等有易患该病倾向。其典型症状是腰痛伴单侧或双侧下肢痛。中央型椎间盘突出症患者在腹压急增时(如打喷嚏、咳嗽、解大便、搬重物等)可能发生马尾神经损伤症状。随着医疗水平的提高和知识的普及,该病有扩大诊断治疗的趋势,治疗方法较多,应严格掌握适应证。

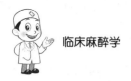

（二）临床表现

1.腰痛

大多数患者均有下腰痛，并且为先腰痛后腿痛，部分患者为腰腿痛同时出现，少数患者为先腿痛后腰痛。疼痛部位在下腰部和腰骶部，位置较深。疼痛在活动时加重，卧床休息后减轻。当椎间盘突出突然发作时，可发生急性腰痛，肌肉痉挛，伴有坐骨神经痛和腰椎各种活动受限，疼痛持续时间较长。

2.坐骨神经痛

由于95%的腰椎间盘突出症发生在腰 4~5 或腰 5 骶椎间隙，患者多伴有坐骨神经痛，向腰骶部、臀后部、大腿后外侧、小腿后外侧直至足跟或足背部放射。当患者弯腰、咳嗽、打喷嚏、解大便时疼痛症状加重。

3.腰椎姿势异常

由于椎间盘突出的方向向后或后外侧，刺激、压迫了一侧（有时为双侧神经根）神经根，脊柱会保护性地采取一定的弯度，以避开椎间盘对神经的压迫。因此患者的腰椎可表现出不同侧凸、侧后凸、双肩不等高、骨盆不等高等各种异常姿势。

4.麻木与感觉异常

当突出的椎间盘刺激了本体感觉和触觉纤维，即可出现肢体麻木。麻木部位接受累神经区域皮节分布。有时患者感觉患肢怕冷、畏寒，夏日也穿多条长裤。

5.马尾神经损伤症状

此症状出现于急性中央型椎间盘突出者。患者在搬重物、用力咳嗽、打喷嚏或被实施腰椎重力牵引、重手法"复位"后，即感腰骶部剧痛，双下肢无力或不全瘫。会阴区麻木，出现排便、排尿无力或失禁等括约肌障碍症状。男性可出现功能性阳痿，女性可出现尿潴留或假性尿失禁。

（三）诊断要点

1.病史

仔细询问患者职业、发病时间与诱因、腰痛性质和下肢痛性质。

观察患者的步态与脊柱外形，疼痛症状较重者可出现跛行步态。脊柱外形如前所述。

2.一般体格检查

（1）压痛点

在病变间隙的患侧有深压痛。疼痛可沿坐骨神经分布区向下肢放散。这是由于深压痛刺激了骶棘肌中受累神经的背根神经纤维产生感应痛所致。

（2）腰椎活动受限

腰椎在各个方向上均有不同程度的活动受限。由于椎间盘突出的类型不同,腰椎侧弯的程度不同,活动受限的程度也不同。一般来讲:前屈后伸运动受限明显;有脊柱侧弯的患者,向凸侧弯曲的活动受限明显。

（3）肌萎缩和肌力减弱

受累的神经所支配的肌肉,如胫前肌、腓骨长短肌、伸趾长肌等,均可有不同程度的肌肉萎缩和肌力减弱。腰椎间盘突出时,肌力明显减弱。

（4）感觉减退

受累神经根支配区,皮肤针刺痛觉明显减退,其中以固有神经支配区尤为明显。

（5）腱反射改变

腰椎间盘突出时,出现膝反射减弱或消失。腰骶椎间盘突出时出现跟腱反射减弱或消失。

3. 特殊检查

（1）胸腹垫枕实验

检查方法:患者全身放松,两上肢伸直置于身旁,检查者在病侧腰骶各节椎板间隙的深层肌上用手指探压,寻找深层压痛点。若在腰椎过度前屈位上测定,使原有在超伸展位上引出的深压痛、传导痛或下肢酸麻感完全消失或明显减轻者.则可判定为腰椎管内发病因素。

（2）直腿抬高试验

由于椎间盘突出时神经根袖受到卡压,限制了其在椎管内的移动。因此,在作患侧直腿抬高动作时因牵拉了受压的神经根而产生了疼痛症状。

（3）直腿抬高加强试验

将患肢抬高到一定程度而出现坐骨神经痛。然后降低患肢使疼痛症状消失,此时被动背伸踝关节,当又出现坐骨神经痛时为阳性。

（4）健肢抬高试验

当直腿抬高健侧肢体时,如果出现患侧坐骨神经痛的症状,即为阳性。此种情况多表明椎间盘突出为"腋下型"突出。

（5）股神经牵拉试验

对高位椎间盘突出症(如腰2－3和腰3－4)的患者,股神经牵拉试验为阳性。但对部分腰4～5突出的患者,该试验也为阳性。

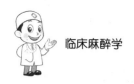

（6）屈颈试验

患者取坐位或半坐位,双下肢伸直。当被动向前屈曲颈椎时,如出现患侧下肢的放射性疼痛者为阳性。

（7）颈静脉压迫试验

压迫颈静脉,使硬脊膜膨胀。由硬脊膜发出的神经根与突出的椎间盘相挤压,从而诱发出疼痛。

4. 影像学检查

（1）X线平片

X线平片为所有腰痛患者必需的最基本检查。有些患者的X线平片在侧位片可见病变的椎间隙狭窄,正位片可见轻度侧弯。X线平片的意义不在于确诊,而在于了解脊柱形态,排除其他疾病。

（2）腰椎管造影

腰椎管造影术是诊断腰椎间盘突出症的一项重要检查方法。目前常用的非离子碘造影剂可以很好地充盈于蛛网膜下腔,通过正、侧、斜位x线摄片,直观地了解到任何对硬膜和神经根的压迫。

（3）腰椎间盘造影

此项检查最适合于腰椎间盘源性腰痛的患者。在破碎和退变的椎间盘内注入造影剂,即可以看到造影剂外溢的影像,又可以在注射的过程中进行疼痛诱发试验。若注射造影剂可诱发出患者以往相同的腰痛,即为阳性。对椎间盘源性腰痛的诊断与评估具有重要意义。

（4）CT检查

可清楚地显示椎间盘突出的部位、大小、形态和神经根、硬膜囊受压的情况。同时可显示黄韧带肥厚、关节内聚、后纵韧带钙化、椎管狭窄等情况。

（5）CTM检查

腰椎管造影后再做CT断层扫描,能提高诊断的准确性,尤其对侧隐窝和神经根袖受压情况的了解,具有单纯CT检查无法替代的优势。

（6）MRI检查

该项检查可更好地对脊髓内病变和椎间盘退变、脱水情况进行显影。MRI对椎间盘突出的诊断有重要意义,但该项检查的假阳性率较高。

（四）治疗方案及原则

1.非手术疗法

非手术疗法的目的以缓解疼痛症状为主。

（1）牵引治疗

间歇式牵引比传统的持续牵引有更好的疗效。但是，牵引治疗并非对所有椎间盘突出症患者有效，其疗效取决于突出的椎间盘与神经根的关系。

（2）手法治疗

不同的推拿、按摩、旋搬手法治疗，均可取得缓和肌肉痉挛或改变突出髓核与神经的相对关系从而可减轻对神经根的压迫，缓解症状。

（3）理疗、卧床、药物治疗

卧床、理疗并配合消炎镇痛类药物治疗可以很好地减轻神经根的炎性反应，以达到缓解症状的目的。

（4）神经阻滞和注射疗法

采用硬膜外注射和置入导管连续阻滞法，在 CT 或 C 形臂机透视引导下，可以直接将导管置入硬膜外间隙，将药物输送到局部，直接减轻神经根的炎性反应。

2.手术治疗

（1）传统手术治疗方法

此方法经后路行开窗、扩大开窗、半椎板或全椎板切除，显露椎管内结构，摘除突出的椎间盘，解除神经根的压迫。

（2）微创外科技术

随着科技水平的不断提高，脊柱微创外科技术得到突飞猛进的发展。其方法包括脊柱内镜下椎间盘手术、经皮穿刺椎间盘摘除手术、经皮激光椎间盘切除术、纤维环及髓核化学溶解术、椎间盘射频冷消融术等方法，其中以椎间盘镜手术的发展变化最具代表性。该手术方法有创伤小、保护了脊柱稳定性的优点，但需严格掌握其手术的适应证。

十、带状疱疹后神经痛

（一）概述

急性带状疱疹临床治愈后持续疼痛超过 1 个月定义为带状疱疹神经痛，6 个月以上者定义为带状疱疹后神经痛（PHN）。带状疱疹后神经痛是困扰中、老年人群的顽痛症之一，其持续时间短则 4 ~ 2 年，长者甚至超过 10 年，如无有效的控制疼痛的方

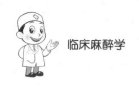

法,一般病史均长达 3~5 年。患者长期遭受疼痛的折磨而苦不堪言,不仅情绪低落,生活质量低下,而且工作和社交能力降低甚至丧失。如何有效地控制这类疼痛将是一项长期而艰巨的任务。此外,与急性带状疱疹不同的是,急性带状疱疹后神经痛的患者有心理异常者明显增加,他们由于长期剧烈的疼痛折磨,心理负担沉重,情绪抑郁,对生活失去信心,多数有自杀倾向。

(二)临床表现

疱疹临床治愈 1 个月后患区仍存在持续或发作性剧烈疼痛;患区范围内可见明显的色素沉着改变。

患区内明显的感觉、触觉异常,大部分患者临床表现以对痛觉超敏为特征,轻轻地触摸即可产生剧烈难以忍受的疼痛;部分患者临床表现以对浅感觉减退为特征,触痛明显。

疼痛性质以自发性刀割样或闪电样发作痛或持续性烧灼痛为主,多数患者疼痛剧烈难以忍受。极个别患者缺乏典型的神经痛。

由于对剧烈疼痛的恐惧,患者心理负担重,情绪抑郁,甚至对生活失去信心,有自杀倾向,应予以特别重视。

(三)诊断要点

急性带状疱疹临床治愈后持续疼痛超过 1 个月或既往有急性带状疱疹病史。

明显的按神经分布支配域区内感觉、痛觉、触觉异常,局部可见色素改变。

疼痛性质为自发性刀割样或闪电样发作痛或持续性烧灼痛、紧束样疼痛。

患区内明显的神经损伤后遗症状,如痒、紧束感、蚁行感、抽动或其他不适感。

患者心理负担沉重,情绪抑郁,甚至对生活失去信心,有自杀倾向。

根据疼痛性质和临床表现可进行临床亚型诊断。

①激惹触痛型:临床表现以对痛觉超敏为特征,轻轻地触摸即可产生剧烈难以忍受的疼痛。

②痹痛型:临床表现以对浅感觉减退和痛觉敏感为特征,伴有触痛。

③中枢整合痛型:临床上可兼有以上两型的部分或主要的表现,由于中枢继发性敏感化异常改变为主要特征。

(四)治疗方案及原则

首先应该强调 pHN 的临床治疗及结果是非常复杂和多变的,到目前为止没有任何一种方法能够满意的缓解疼痛,多采用综合治疗的方法来缓解患者的剧烈疼痛、改善患者的生存质量。

1.药物治疗原则

(1)麻醉性镇痛药

麻醉性镇痛药(弱阿片类)可以用于 pHN 患者的治疗如:奇曼丁 0.05~0.2g/次,2 次/天口服,临床上对部分患者有效。

(2)抗抑郁药

阿米替林(25~100mg/d)、多塞平(20~150mg/d)、百忧解(20mg/d)等,可作为常规使用,使用过程中应注意从小剂量开始并逐步增加剂量,防止发生显著的副作用,另外去甲替林、马普替林和 gabapentin(300~1 500mg/d)也可以使用。

(3)抗惊厥药

卡马西平(200~300mg/d)和苯妥英钠(200~300mg/d),使用过程中应注意肝肾功能,特别是老年患者和长期服药的患者应该倍加小心。

(4)NSAIDs

早期可配合其他药物共同使用,应特别注意胃肠道系统的副作用,尤其老年人应予以特别注意消化道出血的危险,在一些临床病例可以毫无症状或主观感觉的突然发生大出血 。

(5)局部用药

有资料报道,对于局部皮肤激惹症状明显的患者,即激惹触痛型后遗神经痛,使用利多卡因、阿司匹林、辣椒素和其他 NSAIDs 类乳剂或膏剂均能取得一定的治疗效果。

2.常用的综合治疗

我国常用的综合治疗包括中医中药、针灸、理疗等治疗有时可有效缓解患者的疼痛。

3.区域神经阻滞、交感神经阻滞和硬膜外腔注药

区域神经或神经根注药为主要手段,包括局部注药、神经干阻滞、椎旁神经根及颈、胸、腰交感神经节阻滞。联合使用镇痛、抗抑郁等药物是缓解后遗神经痛患者剧烈疼痛比较有效的方法,尤其对于病程 <6 个月效果比较理想。

硬膜外腔注药用于后遗神经痛的治疗,许多患者仅能暂时缓解疼痛,其效果不如外周神经根注药或交感神经节阻滞。

4.电生理治疗

电生理治疗用于后遗神经痛治疗,如经皮肤(TENS)、经脊髓(DCS)、经下丘脑(DBS)电刺激止痛等均为常用的方法。由于后遗神经痛属于一类特殊的疼痛,在运用

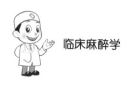

电生理治疗过程中如何做到有序和持久,充分发挥机体内部的镇痛调节机制以达到临床上的治疗效果有待于进一步的研究。

5.心理治疗

心理治疗从广义上来说,包括患者所处的环境和生活条件的改善,周围人的语言作用,特殊布置和医师所实施的专门心理治疗技术等。狭义的心理治疗则指专科医师对患者所实施的心理治疗技术和措施。后遗神经痛患者均伴有不同程度的心理障碍,如焦虑、紧张、抑郁、异常人格特性甚至自杀倾向,只有辅以有效的心理治疗才能达到临床目的。

(1)暗示

支持性暗示治疗和解释性暗示治疗。

(2)行为疗法

又称为矫正疗法,是临床医师专门设计特殊的治疗程序来消除或纠正患者的异常的行为或生理功能。常用有系统脱敏、厌恶疗法、行为塑性法及自我调整法等。

(3)生物反馈

借助于仪器使患者知道自己身体内部正在发生的功能变化并进行调控的方法,以达到改善机体内器官、系统的功能状态,矫正应激时不良反应,维持心身健康的目的。

6.患区后遗症状的处理

患区后遗症状是指后遗神经痛患者在支配区除了疼痛之外的症状,如感觉异常、蚁行感、痒、紧束感、麻木感或不定时抽动及其他不适的感觉等,部分患者有时主诉比疼痛还要难以忍受,临床病程往往与疼痛症状并存,绝大部分患者长于疼痛期,临床上处理起来比较麻烦,因为除了外周神经受损伤外,中枢异常整合机制的涉入也是主要因素。交感神经阻滞有时可缓解症状,部分症状可终身存在,仍是值得我们继续探讨的重要和疑难课题,要彻底解决问题有赖于神经修复过程。

十一、髋、膝骨性关节炎

(一)概述

骨性关节炎特征是能动关节的关节软骨发生原发性或继发性退行性变,并在关节缘有新骨形成,退行性变的速度超过修复和再生的速度。该症可分为原发性和继发性两种,原发性骨性关节炎无明显致病原因;继发性骨性关节炎系在原有病变的基础上,促使一些关节发生骨性关节炎。常见的因素有:先天性关节解剖异常,损伤或机械性磨损等。

（二）临床表现

疼痛。骨性关节炎的最显著症状是关节疼痛，为持续性钝痛，或为活动时突然剧痛。疼痛一般具有活动多加重，休息减轻的特点。

受累关节常有关节胶着现象，即关节在某一位置较长时间静止不动以后，开始活动时比较困难，且伴有疼痛；短时间活动后胶着现象才消失。

体格检查。活动时关节有摩擦音，局部压痛。

X 线表现。在早期 X 线片常为阴性，以后可见关节间隙狭窄、软骨下骨板致密、关节边缘及关节内结构尖锐、边缘性骨刺形成。软骨下骨质内可见囊性改变。晚期可见关节畸形及半脱位。

实验室检查无特殊异常。

髋关节骨性关节炎主要症状及体征。主要的症状是在活动或负重时，腹股沟处有疼痛，并向大腿或膝关节内侧放射。患侧髋关节常有轻度屈曲内收畸形。

膝关节骨性关节炎主要症状及体征。多见于女性，主要为疼痛、关节交锁、关节胶着和运动受限。关节肿胀较明显，活动时可听到或摸到骨摩擦音。以膝关节的内侧室最为显著，造成膝内翻畸形。

（三）诊断要点

根据疼痛特点、体征、X 线检查可做出诊断。应与类风湿性关节炎鉴别，后者常伴有全身性病变，手部与腕部关节对称性受累。而骨性关节炎的血沉正常，类风湿因子阴性，关节滑液很少异常。

（四）治疗方案及原则

1. 适当休息

减少受累关节的应力和承重，应避免过多地步行和上下楼梯，股四头肌锻炼对膝关节的骨性关节炎特别重要，过分肥胖的患者应减轻体重，减轻对受累关节的压力。

2. 理疗

适当行理疗、按摩等治疗可缓解症状。

3. 药物治疗

没有任何药物能抑制关节退行性变的发展。一般疼痛较轻者，不需服用止痛药物。在发作期可用消炎止痛和解除肌肉痉挛的药物。

4. 关节腔注射治疗

药物以小剂量糖皮质激素和局麻药为主，还可以根据情况选择透明质酸制剂

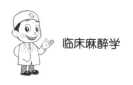
注射。

5. 手术治疗

根据患者的病变严重性、年龄、职业以及对生活质量的要求,结合全身情况来确定手术方法。

（1）关节清理

适用于关节内有游离体,边缘骨刺比较明显,但关节负重面尚比较完整的病例,可在关节镜下完成手术。

（2）截骨术

适用于具有明显的膝内、外翻畸形和髋屈曲内收畸形,但关节软骨面仍有一部分比较完整的病例。

（3）闭孔神经切除术

对于髋关节疼痛明显,但关节破坏较少的患者,可行闭孔神经切除术。

（4）关节融合术

适用于单发的下肢负重关节,关节破坏严重而患者又较年轻,需要多走路或站立工作的患者。

（5）人工关节置换术

适用于疼痛严重,关节破坏较多的老年人。随着手术技术的提高,已无特别严格的年龄限制。

所有麻醉药和麻醉方法都可影响病人生理状态的稳定性;手术创伤和失血可使病人生理功能处于应激状态;外科疾病与并存的内科疾病又有各自不同的病理生理改变,这些因素都将造成机体生理潜能承受巨大负担。为提高手术麻醉的安全性,在麻醉前对全身状况和重要器官功能做出充分估计,并尽可能加以维护和纠正,这是临床麻醉工作的重要组成部分。麻醉医师在麻醉前一天必须访问病人,了解病情,评估全身状况。术前评估的目的是确定病人疾病治疗和控制状态。麻醉前是否须给予适宜的治疗,根据手术和病情制订围手术期最佳处理方案。

第六章 胸部外科手术的麻醉

第一节 术前评估和准备

一、评估要点

术前要对病人有关器官功能进行评估,了解病人的活动能力和耐受情况。开胸手术后病人肺部并发症增加的原因与病人术前原有的肺部病变、呼吸功能的异常有关;术中在切除病肺的同时,不可避免地又将一部分正常的肺组织也一并切除,从而减少了肺泡的有效换气面积;手术操作的直接创伤致使保留下的肺组织多有出血水肿等病理变化,影响了通气/灌流的正常关系及氧的弥散功能,故易出现低氧血症;手术后也可以由于伤口的疼痛,病人不敢用力呼吸,致肺不张的发生率明显增加。

(一)一般状况

全面复习病史及体检,着重对呼吸和循环功能的了解与估计,包括:年龄、体重(过度肥胖)、营养不良、气管偏移或压迫、心肌缺血与心脏扩大等特征,这些特征对麻醉药物的选择和术中处理有重要意义。增加术后并发症的因素包括:①肺功能异常:术后肺并发症相对发病率最高;②吸烟:碳氧血红蛋白增加,血红蛋白氧合解离曲线左移;③老年(>60 岁):第一秒肺活量(FEV1)及 PaO_2 随年龄的增长而减少,FRC 和闭合气量则随年龄的增长而增加,对缺氧和二氧化碳蓄积的反射性反应减弱,术后肺功能的恢复较难较慢。上呼吸道保护性咳嗽反射较迟钝,术后对呼吸道分泌物的清除能力减弱;④体重超重(>20%):呼吸做功增加,补呼气量减少,甚至可低于闭合气量,

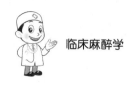

致肺泡动脉血氧分压差（A - DO2）增大，PaO_2偏低。

（二）临床症状

1. 呼吸困难程度

平地步行、爬楼梯后有无呼吸困难或是否伴有气喘都可反映呼吸功能状态及肺部病变的程度。如病人能承担一般的家务劳动或登三层楼而无显著气喘者，屏气试验超过30秒者均说明病人的心肺代偿功能尚可，反之则说明代偿能力欠佳。

2. 咳嗽

了解病人有无咳嗽咳痰及咯血史，以及发作的频率。咳嗽表明呼吸道受刺激的情况。咳痰病人要了解痰量及性质，术前如能先行体位引流排痰，则可减少手术期间分泌物引起的不良后果，同时痰量的判断对气管插管的选择有意义。痰量每天超过50 ml必须用双腔管，以免术中患侧肺痰液流入及污染健侧肺。

3. 咯血

大咯血不常见，一旦发生可弥漫性堵塞支气管，导致呼吸困难、低氧和窒息。气管内插管应选用双腔气管导管隔离双肺以免出血进入健侧肺影响呼吸。

4. 吞咽困难

吞咽困难是食管病变的特征。病变部位狭窄与阻塞常引起呕吐，甚至误吸或引起肺部慢性炎症，术前应控制感染，麻醉诱导期间要注意呕吐与误吸。

5. 感染

呼吸系统急性感染是择期手术的禁忌证。术前需控制感染，以免术后肺部感染加重和扩散。

（三）简易心肺功能评定

体力活动负荷试验测定心功能，一定程度反映肺功能。病人在转速为3MpH，倾斜10°的条件下，不能坚持踏完2min，行全肺切除术的危险性很大。

吹火柴试验测定FEV1.0。病人在张口而不噘起嘴唇的口型下吹气，吹灭唇前5～7cm远的火柴火焰。能者，说明FEV1.0正常，否则可能存在气道阻塞性肺疾患。

时间肺活量最深吸气后作最大呼气，呼气时间 >5 秒，可能存在气道阻塞性肺疾患。

屏气试验平静呼吸后屏气时间 <15～20秒，或深呼吸数分钟后再深吸气时，屏气时间 <30秒，提示心肺储备功能不足。

登楼试验登四层楼，病人心率及呼吸频率在10分钟内完全恢复登楼前水平且无心律失常,提示可较好地耐受心胸手术。

二、麻醉前准备

(一)全身准备

(1)改善营养状态

各类病人术前根据病情增加营养及纠正贫血和水电紊乱,不能进食的病人应行静脉高营养疗法或胃造瘘术,如晚期食道癌和转移性肺癌压迫食道。

(2)戒烟

长期吸烟者部分血红蛋白变成碳氧血红蛋白,运氧能力降低,氧离曲线左移,术后排痰能力减低。吸烟病人术后肺并发症为不吸烟者的 6 倍。术前禁烟可减少呼吸道分泌物,改善支气管上皮纤毛排痰功能,减少尼古丁的心动过速发生率。术前至少禁烟 8 周以上才有意义。

(3)术前思想准备

向病人说明麻醉及手术的大体情况,术后胸部切口疼痛呼吸受限制,胸腔引流管引起的不适感等。术后病人主动配合项目如咳痰、深呼吸、在床上大小便等,争取病人的主动合作。

(4)增强体力

活动改善心肺储备功能,增加对手术的耐受能力。

(5)加强口腔卫生

(二)呼吸系统准备

(1)改善呼吸功能

健肺和侧卧位的各种呼吸训练,COPD 病人术前增加慢而深的腹式呼吸训练;胸腔积液病人视情况术前先行穿刺放液或引流;哮喘、有支气管痉挛发作史及 COPD 病人可考虑应用支气管扩张药及皮质激素。

(2)控制呼吸道感染

术前积极治疗肺部感染是消除术后肺部并发症的重要一环。肺结核及肺脓肿、支气管扩张等病人根据痰培养及药敏试验术前合理给予抗生素,防止感染扩散及改善通气及换气。

(3)尽量减少痰量

控制呼吸道感染,鼓励病人积极自行咯痰,辅以祛痰药、雾化吸入及体位引流,纤维支气管镜吸痰及冲洗。

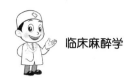

（4）呼吸训练

深呼吸与咳嗽锻炼，每天 3 次，每次 10 ~ 15 分钟，有助于增加肺活量，减少术后并发症。

（5）氧疗

对低氧血症病人（如肺心病、COPD、肺脓肿、巨大肺大泡等），术前可经鼻腔导管或面罩吸入低浓度氧（2 ~ 3 L/min）。

（三）循环系统特殊情况的术前处理

并发肺心病者术前预防性慎用洋地黄制剂，但须注意低氧血症、呼吸性酸中毒及电解质紊乱增加洋地黄毒性的危险。缺血性心脏病病人，给予硝酸甘油贴膜预防心梗。

第二节 胸部外科手术麻醉的基本要求

一、麻醉方法和药物选择

胸部外科手术的麻醉主要是采用气管内麻醉的方法，近年来随着术后镇痛疗法的开展，应用胸段硬膜外阻滞复合全身麻醉方法与日俱增。此方法的优点是术中可减少全身麻醉药的用量，术后保留的硬膜外导管可作镇痛治疗，可有效地减少术后并发症的发生率。麻醉诱导药可根据病人的情况，选用安定或咪达唑仑—芬太尼加足够的肌松药，可避免插管期间心血管反应、血压剧烈波动或脑血管意外。异丙酚—芬太尼诱导具有插管期间血流动力学更稳定的优点。麻醉维持采用吸入性麻醉药复合非去极化肌松药，也可以使用全凭静脉麻醉药。

二、麻醉期呼吸循环管理

确保气道通畅，避免麻醉期低氧或高碳酸血症胸部外科手术侧卧位气管导管易移位，支气管内痰液、分泌物和血液均可阻塞支气管，引起气道不畅。因此，术中要密切注意气道压力的变化，及时肺部听诊，发现肺内有痰鸣音，要及时将痰清除，确保气道通畅。气管内吸痰时要注意时间过长可引起缺氧，因此要遵循吸痰 - 吸氧、再吸痰 - 再吸氧的原则，即每次吸痰的前后均应给予 100% 的氧气吸入，而且每次吸痰停留在气管内的时间以不超过 10 秒为宜。术中连续监测脉搏血氧饱和度及呼气末 CO_2 分压能及时发现低氧和二氧化碳增高。

避免麻醉期支气管痉挛及气道阻力增加麻醉期间支气管痉挛是引起胸膜腔内压增加的常见原因。机械呼吸时(尽管未用呼气末正压)呼气末由于气体陷闭在肺泡内产生的正压及胸内正压称为自体 PEEP 或内源性呼气末正压。其主要的特点是呼气时间不足,呼气未结束之前,下一次吸气已开始,以致呼吸道内为正压,正常情况下自体 PEEP 应为 0 或 $<2cmH_2O$,麻醉过浅诱发支气管痉挛或肌松不足产生呼吸机不同步等情况亦可产生自体 PEEP。如果麻醉中发现支气管痉挛伴低血压,可能是气道内压增加而影响肺通气与回心血量减少发生低血压,此时加深麻醉可收到良好的效果。如果支气管痉挛是由于慢性炎症或过敏性因素引起,则给予解除支气管痉挛药物,必要时应用激素和氨茶碱。

维持适当的麻醉深度与足够的肌肉松弛为了减轻纵隔摆动和反常呼吸以及因此而产生的缺氧和二氧化碳蓄积,必须维持适当的麻醉深度和(或)利用肌松药,使病人的自主呼吸消失,进行控制呼吸。

维持循环稳定胸腔打开后,胸腔内负压消失,由腔静脉回往右心的血液量减少,心脏输出量也因此减少。如果控制呼吸压力过高,则肺泡内压将远远超过肺动脉压和肺静脉压,压迫肺血管的结果亦使回心血量减少,遇有低血容量者,低血压的变化尤甚。如发生纵隔摆动可使腔静脉回入心脏的血流发生间歇的阻碍,同样可引起心动过速及血压降低。因此,控制呼吸时压力、潮气量、呼吸频率和吸呼比要适当。胸部外科手术时,体液和血液的丢失往往较一般手术为多,同时还为了补偿因开胸而减少的静脉回流,因此在麻醉和手术中应适量补充液体。另外,剖胸术中体液蒸发量大于一般手术及出血量蓄积不易发现,均可导致循环血量估计的失误。

开胸手术操作刺激或探查纵隔和肺门时常发生反射性心律失常,心动过速甚至室性心律失常,血压下降等严重情况,因此术中应严密监测心电图。

第三节　单侧肺通气

一、单侧肺通气的生理变化

单侧肺通气是指插入支气管导管的胸科病人,于开胸后仅经一侧肺进行通气的方法。单肺通气的主要生理改变是肺泡－动脉氧分压差增大,甚至出现低氧血症。导致肺泡动脉氧分压差增加的原因,除与胸科手术时的体位有一定关系以外,主要由于肺

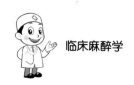

内分流量增加所致。体位、麻醉、开胸对肺内通气/血流灌注的影响如前所述,即上下侧肺均有通气/血流灌注比例的失衡。在单肺通气中,流经未通气肺的血流量(肺内分流)是决定动脉氧合的最重要因素。单肺通气用于肺手术时,病肺多由于血管闭塞或血管收缩而使其血流灌注降低,这在单肺通气中可自身限制非通气侧肺的分流量。未通气肺的灌注也因缺氧性肺血管收缩而降低。此外侧卧位减少肺内分流,因为重力作用可减少术侧肺的血流。

且通过手法通气明确了潮气量和顺应性并观察到肺萎陷,则可重新进行机械通气。

二、缺氧性肺血管收缩

缺氧性肺血管收缩(HPV)是人体肺因急性低氧产生的一种代偿性保护机制,但发生机制尚未完全明确,可能与肺泡缺氧时所产生的血管活性物质如儿茶酚胺、组胺、血管紧张素及5-羟色胺等作用于血管平滑肌有关。缺氧性肺血管收缩的反应迅速,可发生在缺氧后5分钟内,发生时间的快慢与造成缺氧的原因有关,如吸入缺氧性气体发挥作用远较肺不张、肺泡塌陷者为快。凡是抑制缺氧性肺血管收缩的因素均可使机体的缺氧加重,反之亦然。已知麻醉期间所用的药物如硫喷妥钠、芬太尼、氯胺酮及氧化亚氮等对其影响均较小。氟烷、安氟醚、异氟醚均可抑制缺氧性肺血管收缩,但其抑制程度各家报道不一。

三、单肺通气管理

麻醉处理:单肺通气期间如氧分压(PaO_2)明显下降(如氧饱和度下降),应降低氧化亚氮浓度或关闭停用。

单肺通气时,氧合障碍可通过多种方法处理,其目的均在于降低非通气肺的血流(减少肺分流率)或减少通气肺的肺不张。

导管位置应采用纤支镜重新估计,必要时重新定位。

应吸引气管导管以清除分泌物,保持呼吸道通畅。

对通气侧肺应采用PEEP以治疗肺不张,但如果更多的血流被挤入非通气肺,可致动脉血氧饱和度下降。

对非通气肺施行CPAP,在直视下将萎陷肺稍加压,使肺膨胀同时不会干扰手术操作,然后将压力维持在低水平,通常为0.49 ~ 0.69 kPa(5 ~ 7.5cm H_2O)。

呼吸停止时,可通过未通气肺短暂纯氧充气后,将呼气口关闭以维持充分氧合。通过此法可维持肺静止和部分萎陷,每10 ~ 20 min用氧对肺重新充气。

若持续低氧血症经上述处理无效，或突发血氧饱和度下降，应通知外科医师，将术侧肺用纯氧充气，行双肺通气，直至情况好转稳定后术侧肺再重新萎陷。有些病人需要定期充气或甚至整个手术过程中需双肺手法通气，方能维持充分动脉血氧饱和度。

如低氧血症持续存在，外科医师可压迫或钳闭术侧肺动脉或其分支以改善 V/Q。

第四节 常见胸部手术的麻醉处理

一、肺叶切除术和全肺切除术

肺叶切除或全肺切除的病人多为支气管扩张症、肺脓肿、肺囊肿、肺结核及肺肿瘤病人，常伴有感染，选择双腔支气管导管有利于患侧肺和健侧肺隔离，便于吹张保留的肺叶。一侧肺全部切除后，全部右心射血将流经仅留的肺脏循环，单位肺容积的循环血量增加约一倍左右，虽肺循环的代偿功能较好，一般并不至因此而不能适应，但如输血输液逾量，则发生肺水肿的可能性增加。故肺切除时输血输液不能超量。

二、食管部分切除术

食管手术的病人常由于长时间的食管梗阻致营养不良，一般情况差，免疫功能低下。病人可有脱水、血容量不足及电解质紊乱和蛋白质的摄取不足而出现低蛋白血症。因此，在术前对异常情况要积极准备，术中要注意容量的补充和电解质的平衡以及胶体液的补充，维持呼吸和循环稳定，术后要加强翻身、拍背等护理，减少术后并发症。部分食管手术病人在术前使用阿霉素和勃利欧霉素等药物进行化疗。术前使用阿霉素者要注意其心脏毒性作用，是否有心脏传导阻滞、ST 段改变、左心衰竭和心肌病。部分病人使用勃利欧霉素后可引起肺脏的毒性反应。手术期间于分离食管时可因心脏受压或刺激迷走神经而出现心动过缓，严重者甚至出现心脏停搏。此种反射对阿托品反应较好，阿托品 0.3～0.5mg 静注可用于治疗和预防。食管手术还可因分离粘连而致对侧胸膜破裂，如破口较大，则不难发现，但裂口小时可引起对侧的张力性气胸严重时纵隔可向手术侧移位。对侧张力性气胸的处理并不复杂，只需将对侧胸膜的裂口扩大，并使对侧肺重新吹张，问题即可解决，于关胸时尚需将对侧胸腔内的冲洗液和血液一并吸出，否则可形成术后对侧胸腔内积气和积液。

三、纵隔肿瘤

体积小的纵隔内肿物可无任何症状，麻醉处理与一般胸腔内手术相似，手术中可

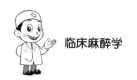

能刺激和压迫心脏而引起心律失常或血流动力学的波动。体积大的肿物可因刺激胸膜而出现胸痛、咳嗽,或压迫周围器官。压迫气管或支气管者,病人可有不同程度的呼吸困难。部分病人肿物可随体位的变化而变动位置,因此病人呼吸困难的症状可时有时无,术前应了解情况,必要时可参照此特殊体位进行麻醉诱导。对术前已有呼吸困难者,必须在气管内插管下进行手术。如果病人清醒时面罩给氧仍能使胸壁吹张者,可行全麻诱导插管,否则宜于表面麻醉下行清醒气管内插管。气管内导管的插入深度必须超过受压部位方能确保安全。术前已有呼吸道受压者,虽已行气管内插管,术中亦应重视呼吸功能的监测。必要的呼吸监测包括潮气量、气道压、呼气末二氧化碳分压及血氧饱和度等。术中遇有气道压突然急剧升高时,宜和手术者取得联系,暂时解除对肿物的压迫或将肿物稍抬起。纵隔内的气管隆嵴及其他恶性肿瘤而侵及支气管者,为了避免囊肿液体侵及支气管,应行双腔支气管插管。

纵隔肿瘤病人术前除胸片等检查外,还可进行纵隔镜检查以明确诊断。检查时可使用任何一种全麻技术,术中可发生间断的气管隆嵴及主支气管的刺激。纵隔镜检查的并发症有气胸、大血管破裂、气道损伤。若无名动脉在纵隔和胸骨之间受压,在右臂进行血压监测时可间断出现闭塞。

四、胸腺肿瘤

胸腺瘤是发生在前纵隔内最常见的肿瘤,属自身免疫性疾病,其最常合并的全身性疾病为重症肌无力(10%～15%),其他有低 γ^- 球蛋白血症、胶原血管性疾病、巨食管症及心肌炎等。胸腺瘤手术的麻醉问题主要取决于该肿瘤是否伴有重症肌无力及肌无力的程度。重症肌无力可分为三型,即新生儿型、眼肌(无力)型以及周身肌(无力)型。前两者手术与一般的纵隔内肿物切除者可无差别。周身肌肉无力者(或以呼吸肌无力为主者)术前应对呼吸肌和吞咽肌的肌力情况进行了解,还应进行肺功能的测定。重症肌无力病人还可伴有心肌退行性变、心电图异常,也可合并有甲状腺的疾患(甲状腺功能亢进或低下),致使麻醉处理更为复杂,且手术疗效也较难预测。重症肌无力的主要病变在横纹肌的运动终板处,存在有形态及生化的异常改变,病因虽不清楚,推测与血中存在某种抗体,能与乙酰胆碱的受体相结合,以致阻止了乙酰胆碱与胆碱能受体结合,并加速乙酰胆碱受体的退化及抑制乙酰胆碱的合成。麻醉前病人的肌张力能随新斯的明治疗而恢复者,其麻醉处理已无困难,个别病例对术前药物治疗的疗效较差,麻醉后常需继以机械通气的治疗。

重症肌无力病人行胸腺瘤切除术时,病人的精神常不稳定,术前一定的巴比妥类药物甚为必要。麻醉性镇痛药可抑制咳嗽反射,再加之病人的肌无力不易将呼吸道的分泌物排出,故而不利,应减量或避免使用。颠茄类药物可加重胆碱能危象,应予以注意。胆碱能危象是因为胆碱酯酶不足,乙酰胆碱过度结合受体而出现的一系列症状,表现为毒蕈碱样反应,如分泌物增多、大汗、肠鸣音亢进、瞳孔缩小、明显的肌肉跳动,此时可用阿托品对抗。麻醉方法宜选用对机体影响小,药物副作用少的椎管内麻醉、全身麻醉或椎管内麻醉加全身麻醉。全麻应尽量采用清醒气管内插管,对不能合作的病人可采用静脉硫喷妥钠、琥珀胆碱快速诱导插管,或在小剂量镇痛、镇静药的配合下行表面麻醉完成插管。氧化亚氮、硫喷妥钠、氯胺酮对神经肌肉传导的影响很轻,可酌情复合使用。使用琥珀胆碱时必须注意因脱敏感阻滞而出现延迟性呼吸抑制。重症肌无力病人对非去极化肌松剂呈高度敏感性,只需通常剂量的 1/4 ~ 1/5 即可满足肌松要求。阿曲库铵由于其时效短,容易控制,可使用于肌无力病人。

五、气管内肿物切除与气管重建术

气管肿瘤病人大多有不同程度的通气障碍,术前要了解病人何种体位下通气最适宜,肿物的部位、大小及气管狭窄的程度,估计气管导管能否通过狭窄部位,能通过者可行快速诱导插管,不能通气者或原有呼吸困难者应行表面麻醉下清醒气管插管。隆突部肿瘤多突向气管,且易脱落出血,如流入健侧支气管内易发生窒息,应插入支气管导管为安全。在健侧支气管插管通气下行病侧肺或隆突切除或成形术,支气管导管位置不变,待切除通气侧支气管时,才将导管退至气管,同时手术台上插入支气管导管至远端的一侧或两侧支气管内进行通气管理,待重建隆突后壁对端吻合完成后拔出术野远端支气管导管,将原经口气管导管插至健侧并至支气管,继续麻醉管理,直至手术结束。

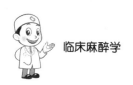
第七章　心脏及大血管手术的麻醉

第一节　麻醉前准备

一、麻醉前评估

1. 心脏及大血管手术的麻醉

麻醉前应对病人作全面的评估,着重心血管系统。重点了解与心脏手术操作、体外循环及选择性停搏有关的生理影响,包括:曾进行过胸部、心脏、大血管和肺手术的病人;曾患周围血管疾病的治疗情况(包括短暂性缺血发作或脑血管意外),及有创性和无创性血管检查结果;有症状或诊断明确的颈动脉疾病应在体外循环(CPB)下心脏手术之前或同时进行动脉内膜剥脱术;对有出血倾向病史的病人应明确病情以备术前或术中治疗;对肾功能不全的病人应采取多种肾脏保护措施;CPB后肺功能障碍可威胁病人生命,有肺部疾病的病人术前使用抗生素、支气管扩张药、皮质类固醇或进行胸部理疗可能有益。

2. 心功能分级

心功能评估应明确心血管系统的主要解剖和生理特点、术中发生缺血的可能性和心功能储备,后者反映心脏耐受选择性停搏及脱离CPB的能力。

放射性核素显像可显示心肌可能发生缺血的区域和范围。

放射性核素心室造影术可描绘心腔容积、射血分数、右心室与左心室每搏血量之比。

心脏超声检测可评估总体心室功能、瓣膜功能异常、心内缺损、血栓、黏液瘤、主动脉夹层、心包积液和心包填塞。局部心壁运动异常可反映缺血或陈旧性心肌梗死。

心导管检查可提供无创性检查无法取得的解剖和功能资料。冠状动脉造影可显示冠脉狭窄的部位和程度,远端缺血,侧支循环及占优势的冠脉。管腔直径减少 70% 以上为显著狭窄。占优势的冠脉系统供应房室结和后降支。心室造影可显示室壁运动异常、二尖瓣反流、左室流出道梗阻和心内分流。左室射血分数正常值 >0.6。心室功能受损,表现为充盈压异常升高和射血分数降低,预示心脏手术危险性增加。由左心和右心导管可测得血流动力学资料。心内和肺血管压力反映容量状态、心脏瓣膜功能和肺血管病变。

3.实验室检查对拟行

CPB 的病人常规检查至少应包括:血细胞计数、凝血酶原时间、部分凝血活酶时间、血小板计数、电解质、血尿素氮、肌酐、葡萄糖、天门冬氨酸氨基转移酶、乳酸脱氢酶、肌酸激酶水平、尿分析、胸部 X 线和 12 导联心电图。

二、麻醉前用药

解除病人的焦虑、紧张、恐惧心理,除心功能不全外,一般给予较重的有足够镇静作用的麻醉前用药,但应注意避免呼吸、循环抑制。

镇静药和镇痛药几乎应用于所有的心脏手术病人。苯二氮卓类、吗啡和东莨菪碱的联合应用,为诱导前进行各种置管提供了良好的遗忘和镇痛作用,除非病人极度虚弱,产生的循环呼吸抑制程度是可以接受的。

对于左室功能良好的成年病人,诱导前至少 1 h 给予吗啡 0.1 ~ 0.15mg/kg 肌注(若病人已采用抗凝治疗,则应皮下注射)和东莨菪碱 0.3 ~ 0.4mg 肌注或皮下注射。在拟行 CPB 的虚弱和老年病人(>70 岁)围手术期谵妄发生率较高,因此在此类病人中最好避免应用东莨菪碱。

在严重主动脉瓣狭窄或左主冠状动脉疾病的病人中,即使很小剂量的术前用药引起的低血压也可能是危险的,因此这类病人的用药剂量应减少。

在患二尖瓣疾病的病人中,可因镇静导致低通气量和低氧血症,导致致命的肺动脉高压,这类病人对镇静药的中枢效应也极为敏感,故麻醉前用药量应减少 50%。

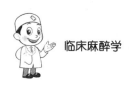

第二节　非直视心脏及大血管手术麻醉

一、慢性缩窄性心包炎手术的麻醉

1. 病理生理

多为结核等炎症所致。心包壁层和脏层逐渐纤维化、增厚变硬,形成包裹心脏的厚薄不一的硬壳,致使心脏的正常舒张和充盈严重受限;心肌早期呈失用性萎缩,晚期纤维化,心肌收缩力减少,故心指数、心搏指数均降低,动静脉血氧差增大;因每搏量不变,依靠心率增快以提高心排血量,故左室舒张末期压力增高,容积减少。

循环时间延长,血浆容量、血细胞比容、总循环血容量均增加;左右心静脉回流受限,血液瘀滞并产生大量胸腹水,影响通气和换气功能,病人常有呼吸困难、代偿性分钟通气量增加、呼气末二氧化碳降低;肝脏充血、大量胸腹水丢失蛋白使病人常出现低蛋白血症。术前低盐饮食及利尿药治疗,易有水、电解质紊乱。

2. 麻醉处理

术前改善全身情况;麻醉用药、方法和麻醉深度的掌握上应减少心肌抑制,以阿片类镇痛药为主,吸入麻醉为辅的方法;警惕静脉用药易过量,麻醉中应防止心动过缓和低血压;和手术者密切合作,注意心包逐步显露和切除的范围;控制输液量,术中不输血;加强心电图检测,注意手术心肌等局部刺激时易并发室性心律失常。

二、急性心脏填塞手术的麻醉

1. 病理生理

与上者相似,但发作急骤、情况危急、进行性加重,可即发心衰而死。注意心包内压力增高的速度决定对循环影响的严重程度。

2. 麻醉处理

麻醉本身无法纠正此种血流动力学紊乱。注射大剂量阿托品以保持或加强原代偿机制,对心肌缺血的处理应待心脏填塞解除、循环稳定后才能进行。经紧急心包穿刺减压或引流、输血输液、给氧及用正性变力药物稳定循环后,按Ⅲ级心功能的麻醉来处理。

三、动脉导管结扎术的麻醉

1. 病理生理

肺动脉的左右分流,分流量的大小随导管的粗细及肺循环的阻力变化。由于左向右分流使进入体循环血量减少,经肺循环入心的血量增多,左心室容量负荷增加,导致左心室肥厚、扩大甚至左心衰竭。肺循环血流量增加形成肺动脉高压,右心后负荷引起右心室肥厚、扩大甚至右心衰竭。肺动脉压超过主动脉压时可产生双向分流或右向左分流。

2. 麻醉处理

在非直视下导管结扎术一般未发展至重度肺动脉高压,麻醉处理基本同一般胸内手术;但注意适当降低血管压力以便手术操作,采用控制性降压技术,可据情况采用ATP、硝酸甘油、硝普钠等药。导管结扎后体循环血量增多易发生术后高血压,可根据病人情况运用血管扩张药处理。

第三节　直视心脏及大血管手术麻醉

一、先天性心脏病手术的麻醉

1. 术前访视及用药

术前了解病史、体格检查、心导管检查、胸片、心电图、超声心动图等诊断性检查结果。化验方面要了解血型、血红蛋白、血小板计数、凝血酶原时间(PT)、激活部分凝血活酶时间(APTT)、红细胞比积、动脉血气、血清尿素氮等。术前用药可肌注吗啡0.1mg/kg及东莨菪碱0.01mg/kg。也可加服安定,以增加镇静效果。对2岁以下婴幼儿使用吗啡和夏天使用东莨菪碱应谨慎。婴幼儿术前3~4小时可给清流质,术前4小时禁食。对严重发绀型心脏病患儿术前给药应慎重。

2. 监测

心电图,可监测心率及心律的变化及心肌缺血的情况。

脉搏血氧饱和度,了解术中循环功能及气体交换方面的变化。

呼气末CO_2浓度测定(ET CO_2)及呼吸气CO_2浓度变化图形测定,实时反应气管导管是否误入食管,通气不足或过度等。

经食管超声心动图,测定心脏功能、补充术前诊断及手术效果即刻评估。

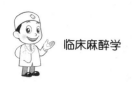

直接动脉压,估计循环功能,常用的是桡动脉测压,其他如股动脉、足背动脉、肱动脉等均可穿刺置管。

中心静脉压,常用途径有颈内静脉、锁骨下静脉、股静脉、颈外静脉等。

右房及左房测压,左房压可用于调节血容量以达到合适的心排血量,了解术后左室功能。术后观察比较左右房的压力对了解术后的情况极有价值。

体温,一般监测鼻咽温和直肠温。

尿量,是估价血容量及心排血量是否正常,体外循环灌流是否满意及下腔静脉有无阻塞的最可靠指标。

动静脉血气、电解质、血红蛋白及心排血量。

激活凝血时间(ACT)与凝血因子,体外循环插管时应将 ACT 延长至 400 s,心肺转流时应维持在 500 s 以上。血糖,心肺转流中或术后高血糖可引起非酮性高渗性昏迷、多尿及低钾。

3. 心肺转流前的麻醉处理

左向右分流的先心病,吸入麻醉药诱导快而静脉诱导慢。而右向左分流的先心病,吸入麻醉的诱导缓慢,静脉麻醉诱导迅速。体重低于 15 kg 的患儿多采用经鼻气管插管。麻醉诱导插管稳定后即可进行动静脉测压、测温及导尿等操作。及时进行血气检查,使 pH 维持在正常范围。发绀型先心病代谢性酸中毒比较严重,常需碳酸氢钠适当纠正。输液速度以动、静脉压及尿量为参考。

4. 心肺转流中的麻醉处理

心肌保护:目前普遍采用心脏降温与药物停跳相结合的方法使心肌保护获得较满意的结果。37℃氧合血停搏液保护心肌法理论上使心肌不存在缺血缺氧。麻醉维持:需向人工肺内吹入一定浓度的麻醉药或从血中注入静脉麻醉药以维持麻醉。心脏复跳:开放主动脉前应使鼻咽温恢复到37℃以上,开放主动脉后不能自动复跳可除颤复跳。严密观察动静脉压的变化下逐渐补充血容量至稳定。如左房压升至 15 mmHg 而平均动脉压小于 50 mmHg 时,应给予多巴胺或异丙肾上腺素等正性肌力药物和硝普钠等血管扩张药来增加心排血量。

5. 心肺转流停止后的处理

停止体外循环,拔出上、下腔静脉插管,循环平稳,无明显活动性出血后宜及早注入鱼精蛋白拮抗肝素。鱼精蛋白宜缓推,此时应停止使用扩血管药物,如有血压明显下降可经主动脉插管输血。注意血容量的补充,有低心排时还需扩张末梢血管以减少阻力并增强心肌收缩力。术毕应护送患儿入 ICU,搬动病人时应注意血流动力学的改变,途中不应中断正性肌力药物的输注。从手术室到 ICU 的时间要尽可能快,应有带氧气的简易呼吸器支持呼吸,同时有带心电图和脉搏氧饱和度的监视器随行。

二、后天瓣膜病变性心脏病手术的麻醉

后天瓣膜病病人具有病程长、心功明显受损的特点。术前应了解病人原发病变或全身各重要脏器有无继发改变,有无心衰、房颤及栓塞史,有无心绞痛史。危险因素主要有年龄大于 60 岁;ASA Ⅲ 级或以上;合并有肝、肾功不全、高血压、糖尿病等;心功能 Ⅳ 级以上,心胸比大于 0.7;左室射血分数(EF)<30% 左室舒张末径大于 75 mm,收缩末径大于 610 mm;肺动脉平均压大于 75 mmHg;全肺阻力大于 1 000 dyne/(s·cm^2);合并有呼吸功能不全;心律失常;再次手术;合并有冠心病。

麻醉前用药应使病人入室时不紧张,抗胆碱药用东莨菪碱。房颤病人的洋地黄药物应持续至手术前日。重症病人可在麻醉前放置飘浮导管进行血流动力学及心排血量监测。可采用食管超声心动图监测术中心功能,并对手术效果进行验证。对麻醉药物的选用应考虑其对心肌收缩力、心率、心律、前负荷、后负荷及心肌耗氧的影响。吗啡、芬太尼及苏芬太尼对心肌的抑制作用轻,但均可引起心率减慢。氯胺酮、泮库溴铵可使心率增快。吸入麻醉药可抑制心肌进一步降低心排血量。

1. 二尖瓣狭窄

病理生理特点:左室充盈不足,限制足够心排血量;左房压力及容量均超负荷;肺瘀血可致肺动脉高压,进而导致右室功能障碍致衰竭;病史长者多伴有房颤,部分有血栓形成。

麻醉管理原则:防止心动过速,心动过速时舒张期短,更减少左室充盈,心排血量进一步下降;防止心动过缓,每分钟心排血量需一定数量心率补偿每搏量的不足,心动过缓失去代偿功能可使血压严重下降;右侧压力升高和左侧低心排使心脏应变能力很小,药物作用或液体的输入数量和速度都应谨慎;除非血压明显下降,一般不用正性肌力药物;血压明显下降时,为保证足够主动脉舒张压供应冠状动脉血流,应用血管加压药;房颤伴快室率时,用洋地黄控制心率;保持足够血容量,但要注意输注量及速度,以防肺水肿;术后可能需要一定时间的呼吸辅助。

2. 二尖瓣关闭不全

病理生理特点:左室容量超负荷;左房扩大;肺水肿及右心衰;左室低后负荷。麻醉管理原则:防止高血压,高血压使二尖瓣反流增加,可用扩血管药,降低周围阻力以减少反流;防止心动过缓,心动过缓延长舒张期增加反流;充分保证足够血容量;左室

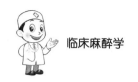

可能需要正性肌力药支持其功能。

3. 主动脉瓣狭窄

病理生理特点：排血受阻，左室压力超负荷，心排血量受限；左室明显肥厚或轻度扩张；左室顺应性下降；心室壁肥厚伴有心内膜下缺血；心肌做功增大，心肌需氧量增高。麻醉管理原则：平均动脉压下降时可用血管收缩药物将血压维持在安全水平；除非血压严重下降，避免应用正性肌力药；避免心动过缓，因每搏量已下降，需适当的心率维持冠状动脉灌注；避免心动过速，过快的心率增加心肌氧需及氧债；保持足够血容量，但勿过量；如心房退化或失去窦性心律则应用起搏器。

4. 主动脉瓣关闭不全

病理生理特点：左室容量超负荷；左室肥厚及扩张；舒张压低，降低冠状动脉血流量；左室做功增加。麻醉管理原则：防止高血压，血压升高可增加反流；防止心动过缓，延长的舒张期可增加反流，增加心室容量和压力，且低舒张压减少冠状动脉供血；降低外周血管阻力以降低反流量；充分保证足够血容量。

三、冠状动脉架桥术的麻醉

1. 术前病情估计

了解病人心肌的供氧与耗氧的平衡及心脏泵血功能的情况。包括心绞痛的类型，心脏功能的分级，心电图有无缺血表现，左室功能（EF、LVEDP、室壁运动节段性分析），冠状动脉造影所示的病变部位及程度，周围血管疾病，影响手术效果的危险因素等。

2. 术前药物治疗

主要是通过减少心肌氧耗而不是增加冠状动脉血流量来改善心脏供氧。包括：

硝酸甘油类药物，主要使静脉扩张，减少前负荷，且扩张冠状动脉及增加侧支血运而改善心内膜与心外膜血流比例。

β^-肾上腺素受体阻滞药，作用是降低心率、心肌收缩强度及收缩压而减少氧耗量。还可防止房性及室性心律失常，并可使氧离曲线右移，提高向组织供氧的能力。

钙通道阻滞药，通过抑制窦房结及房室交界处细胞的动作电位使心率减慢、不应期延长；扩张血管并使心肌收缩力受到抑制。

洋地黄制剂，注意电解质 K^+、Mg^{2+} 及 Ca^{2+} 的平衡，组织供氧，酸碱平衡，肾功能情况，甲状腺功能及自主神经系统张力等因素可影响洋地黄引起的中毒症状。

利尿药，使血容量减少。

防止血栓形成及溶解血栓药,应在术前 5～7 日停用阿司匹林,经溶栓治疗的病人必须进行手术时应补充纤维蛋白原。

3.麻醉处理

(1)原则

减轻病人的焦急恐惧心理,避免内源性儿茶酚胺的大量分泌而增加心肌耗氧量;尽可能地维持或改善病人心肌供氧与耗氧间的平衡。决定心肌供氧的主要因素是冠状动脉的血流量及动脉血中的氧含量。而影响心肌耗氧的因素是心室壁的张力、心率及心肌收缩力。

(2)麻醉监测

心电图可监测心率、心律和心肌缺血的变化。最好同时监测 Ⅱ、C5 和 V4R 三个导联;血流动力学监测可了解心脏泵血功能的情况,组织灌注的好坏,全身血容量是否欠缺或过量,以及心肌供氧与耗氧是否平衡。病情严重者可放置肺动脉漂浮导管评估左、右心室的前负荷;心肌耗氧量的监测可通过一些间接指标估计,有心率收缩压乘积(RPP = 心率×收缩压),麻醉中最好在 12 000 以下;三联指数(TI = 心率×收缩压×PCWP),应在 150 000 以下;张力－时间指数(TTI = 心率×主动脉压力曲线中收缩压面积 = 心率×收缩压×左室射血时间);心内膜活力比(EVR),是心肌供氧与心肌耗氧之比,正常 EVR 应≥1.0,EVR <0.7 则可能出现内膜下缺血;食管超声心动图监测可进行室壁运动情况分析。

(3)麻醉药物的选择

安定可使冠状动脉扩张,降低 LVEDP,是冠心病病人的常用诱导药;硫喷妥钠有心肌抑制作用,可降低心肌收缩力、心排血量、每搏量及血压,但比氟烷或安氟醚的抑制作用弱;氟哌利多有血管扩张及很强的镇静作用,使用时应避免血压下降;氯胺酮有很强的镇静及镇痛作用。有直接抑制心肌收缩力作用,但兴奋交感神经作用更强,心肌耗氧增加;吗啡较好的镇痛作用,无睡眠作用,可引起组胺释放及心动过缓;芬太尼镇痛作用强于吗啡,但持续时间较短,大剂量对心血管系统抑制作用小,减慢心率作用明显。异氟醚作为静脉麻醉辅助药,吸入浓度为 0.5MAC 时对血流动力学影响不大,血压下降时有窃血现象。安氟醚无窃血现象,在冠心病应用时较易控制。

(4)麻醉中的注意事项

左心功能良好的病人术前用药应偏重,病人移至手术台上后涂敷硝酸甘油软膏以扩张冠状血管。局麻下放置动脉测压管监测血压,便于诱导时保持循环平稳。麻醉诱导原则上应小量多次给药,达到充分镇静及镇痛作用。切皮及锯胸骨前及时加深麻

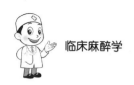

醉,使心率维持在 70 ~ 80 次/分,收缩压维持在 90 ~ 100 mmHg。CVP 可作为血容量状态的粗略指标,并可用于估计 LAP。避免过度通气,注意监测血清 K^+。心肺转流中应注意加深麻醉,如血压仍高需给硝酸甘油或硝普钠等药物,使 MAP 维持在 70 ~ 80 mmHg。左心功能不佳的病人常有心肌梗死及充血性心衰史,EF 低、LVEDP 高及心室壁运动异常。有下列情况时需安置漂浮导管:LVEDP > 18 mmHg;EF < 0.4;有室壁运动异常;3 个月内发生过心肌梗死;有心肌梗死后的并发症,包括室间隔穿孔,左室室壁瘤,乳头肌功能不全而产生二尖瓣关闭不全;曾发生过充血性心衰和肺水肿;同时有二尖瓣、主动脉瓣或三尖瓣病变。

(5)心肌缺血的预防和处理

心率增快与冠状血管灌注不足是引起心肌缺血的重要原因,血压下降或左室充盈压升高可引起心肌缺血。急性心肌缺血一旦发生应及时处理,处理方法包括调节麻醉深度,调整血容量,改善冠状血管灌注及降低氧耗量等。常用的药物有血管扩张剂、钙通道阻滞剂及 β^- 受体阻滞剂等。

四、大血管手术的麻醉

1. 术前访视及用药消除

病人的焦虑和紧张情绪,术前给予安眠剂入睡,诱导前 90 分钟口服安定类药物,45 分钟肌注吗啡类药物。术前口服可乐定 4 ~ 5 μg/kg 可抑制气管插管及手术操作引起的心率增快及血压波动,同时还可减少吸入麻醉剂及镇痛剂的用量。术前口服 β^- 受体阻滞剂可预防心率增快引起的心肌缺血。

2. 监测

主动脉手术影响面极广,可波及心脏、肺脏、脑、脊髓及肾等重要器官,术中除心脏手术所需的监测指标如心电图、动脉压、脉搏血氧饱和度、食管超声心动图、漂浮导管血流动力学、肺顺应性、呼气末 CO_2 及血气分析外还可按需采用以下监测:脑电图,颈静脉氧饱和度,诱发电位及肾功能。

3. 麻醉诱导与维持

麻醉诱导以平稳过渡为原则。以芬太尼、苏芬太尼或阿芬太尼等镇痛麻醉药为主,辅以安定、咪达唑仑、硫喷妥钠、依托咪酯或氯胺酮等使之镇静安眠。给药方法宜小量多次,使麻醉达到一定深度而不抑制心脏循环功能为度。甲泼尼龙可抵消芬太尼类引起的心率过缓,如需快速达到肌松作用可选用阿曲库铵或维库溴铵。麻醉维持仍以静脉麻醉为主,吸入麻醉为辅。心功能良好有缺血性心脏病病人吸入氟烷或安氟醚有利于心肌氧供需平衡,而异氟醚有窃血作用,不宜使用。

4.麻醉注意事项

升主动脉手术中可能钳夹无名动脉,应选用左上肢作动脉测压。开胸有动脉瘤破裂危险时可先建立股静脉 – 股动脉部分体外循环以助紧急处理。主动脉弓手术的主要困难是如何保护脑避免缺血性损害。需要深低温停循环时室温应控制在15℃左右以防止体温上升,停循环前补给肌松剂一次以避免因缺氧而引发的呼吸兴奋。高血糖症会促进神经损害,可用胰岛素控制血糖略低于正常值。肾上腺皮质激素有助于脑细胞膜的稳定,避免溶酶体酶的释放。甘露醇 0.5g/kg 有助于防止术后脑水肿。硫喷妥钠可降低脑代谢。降主动脉手术包括胸降主动脉、腹主动脉及胸腹主动脉手术,因失血较多需保证静脉通路十分通畅。动脉测压应选在右上肢,同时还需在股动脉或足背动脉置管测量被钳夹后主动脉远端的压力。脉搏氧饱和度探头应放于右侧手指。胸降主动脉手术时需采用单肺通气。预防降主动脉术后截瘫的主要措施有:术前进行脊髓血运造影;低温,减少脊髓氧耗;尽量减少阻断主动脉时间;尽量采用分流术,使远端血压高于 60 mmHg;阻断主动脉前给予甲基强的松龙;必要时用胰岛素控制血糖在正常水平以下;避免术后低血压。还需注意肾脏保护,方法包括补充晶体液维持正常血容量,使用甘露醇及小剂量的多巴胺及促进高能磷酸盐的合成、消除氧自由基。主动脉术中如何及时准确补充失血及失液量十分重要,根据 PCWP、排尿量及血细胞比容作为输血、输液的指标。维持 PCWP 正常,尿量 40 ml/h,血细胞比容 25% ~ 30% 以上。术中可进行自体血回收。开放主动脉钳前补充血容量使 PCWP 高于麻醉诱导前的 4~6 mmHg,开放主动脉后继续调节使心排血量达到满意水平。